AF465441

DE

L'EMPLOI DU CHLOROFORME

DANS LES ACCOUCHEMENTS SIMPLES

DANS LES OPÉRATIONS OBSTÉTRICALES

ET DANS

L'ÉCLAMPSIE DES FEMMES EN COUCHES

A. Parent, imprimeur de la Faculté de Médecine, rue M^r-le-Prince, 31.

DE

L'EMPLOI DU CHLOROFORME

DANS LES ACCOUCHEMENTS SIMPLES

DANS LES OPÉRATIONS OBSTÉTRICALES

ET DANS

L'ÉCLAMPSIE DES FEMMES EN COUCHES

PAR

LE Dr G.-E. FREDET

INTERNE EN MÉDECINE ET EN CHIRURGIE DES HÔPITAUX
ET HOSPICES CIVILS DE PARIS,
ANCIEN INTERNE-LAURÉAT DE L'HÔTEL-DIEU DE CLERMONT-FERRAND,
MEMBRE DE LA SOCIÉTÉ ANATOMIQUE DE PARIS.

PARIS
ADRIEN DELAHAYE, LIBRAIRE-ÉDITEUR
PLACE DE L'ÉCOLE-DE-MÉDECINE

1867

AVANT-PROPOS

En prenant pour sujet de thèse inaugurale : *l'emploi du chloroforme en accouchement*, nous avons eu l'intention et le désir de résumer les divers travaux faits jusqu'à ce jour sur ce sujet, tant en Angleterre d'où est sortie l'anesthésie obstétricale, qu'en France où ce dernier moyen est encore peu employé, du moins dans les accouchements simples.

Pendant cette année même, en qualité d'interne du service d'accouchements de l'hôpital Beaujon, et grâce au bon vouloir de notre très-cher et honoré maître M. le Dr Frémy, il nous a été possible de pratiquer des accouchements avec l'aide du chloroforme.

Frappé de l'excellence des résultats obtenus, et convaincu que l'emploi des anesthésiques dans le travail naturel peut et doit peut-être entrer plus avant dans nos habitudes, nous nous permettons d'ajouter à l'expérience de nos maîtres et de nos devanciers les quelques observations qui nous sont personnelles.

On a opposé à l'emploi du chloroforme les résultats funestes dont le nombre est déjà malheureusement trop élevé ; mais, après avoir parcouru la liste statistique des accidents survenus par l'emploi de cet agent, nous devons dire bien haut qu'il n'existe dans la science jusqu'à ce jour aucun cas authentique de mort causée par l'administration du chloroforme chez les femmes en couches : en Angleterre seulement, plus de 100,000 accouchements ont été pratiqués par ce moyen, et l'on n'a jamais eu d'accidents à déplorer.

Si les chiffres sont éloquents, il faut savoir le reconnaître ; et comme le dit fort bien un professeur agrégé de la Faculté de Paris, M. le Dr Joulin : « Nous ne devons pas attendre que les faits de cette nature s'imposent, comme malgré nous, à notre pratique, il faut leur ouvrir largement les portes, lorsqu'ils font autant d'honneur à l'intelligence humaine. »

Nous avons partagé notre travail en trois parties : la première est consacrée à l'action physiologique du chloroforme chez la femme en couches. Dans la deuxième partie, nous avons envisagé une question moins controversée, à savoir : l'emploi de l'anesthésie dans les opérations obstétricales. Nous avons ajouté enfin dans la troisième quelques considérations sur le traitement de l'éclampsie puerpérale par ce moyen.

DE

L'EMPLOI DU CHLOROFORME

DANS

LES ACCOUCHEMENTS SIMPLES

DANS LES OPÉRATIONS OBSTÉTRICALES

ET DANS

L'ÉCLAMPSIE DES FEMMES EN COUCHES

> « L'éthérisation restera comme l'un des plus grands bienfaits dont la chirurgie ait doté le monde dans la première moitié du XIXe siècle. »
>
> (VELPEAU, *Acad. des Sciences*, 1847.)

HISTORIQUE.

Il y a vingt ans à peine une merveilleuse découverte s'accomplissait en Amérique. L'anesthésie chirurgicale, problème vainement cherché pendant des siècles, trouvait enfin sa solution.

La portée de cet événement fut immense, et le monde entier en accueillit la nouvelle avec un mélange de crainte et d'admiration. Mais plus heureux que les autres inventeurs, Jakson vit bientôt sa découverte, acceptée et reconnue, passer rapidement dans le domaine public.

C'est en 1847, un an après l'application de l'anesthésie aux opérations de chirurgie qu'un médecin anglais, professeur à l'Université d'Édimbourg, le Dr Simpson eut l'audace d'employer le premier les inhalations éthérées dans les accouchements.

C'était le 19 janvier 1847, et cette date est trop mémorable pour ne pas la rapporter ici : la femme confiée aux soins de Simpson avait un rétrécissement dans le diamètre sacro-pubien du bassin, qui, dans un accouchement antérieur, avait nécessité l'application du forceps. Elle s'était rétablie lentement. Les douleurs de son deuxième accouchement parurent dans la matinée du 19 janvier 1847. A sept heures du soir, le col était dilaté, la tête haute et difficile à atteindre. La poche des eaux n'était pas rompue et l'on sentait au-dessus de la tête une anse de cordon qui prolabait. Assisté de trois de ses confrères : MM. Figg, Keith et Zeigler, Simpson commence à neuf heures du soir à faire respirer l'éther à cette femme. Malgré la rapidité avec laquelle elle subit l'influence anesthésique, on continue encore les inhalations pendant vingt minutes avant de commencer la version. La manœuvre s'exécuta rapidement sauf la tête qui demanda beaucoup d'efforts pour son extraction.

Le pariétal droit présente à sa sortie un enfoncement dû à la pression de l'angle sacro-vertébral. L'enfant fit quelques mouvements respiratoires qui s'arrêtèrent au bout de quelques instants.

Après l'accouchement, Simpson interrogea la femme ; elle affirma n'avoir pas eu conscience de la douleur pendant l'opération qu'elle venait de subir. Elle assura même n'avoir rien senti après une minute ou deux d'inhalations ; elle avait, dit-elle, *entendu*, mais non *senti* la *secousse soudaine* amenée par la sortie de la tête. Elle reprit vite ses sens et se montra toute surprise et reconnaissante d'un événement aussi inespéré. Cinq jours après cette femme était levée, et la convalescence ne se démentit pas (1).

Ce premier succès détermina Simpson à employer de nouveau l'anesthésie dans les accouchements, et un mois après, il faisait une communication sur tous ces faits à la Société obstétricale d'Édimbourg où il posait les conclusions suivantes :

1° Les inhalations anesthésiques mettent les femmes en couches plus ou moins à l'abri de la douleur qui accompagne le travail ;

2° Ce moyen ne diminue pas la force ni la régularité des contractions utérines ;

3° Loin de là, l'éthérisation augmente plutôt l'intensité et le nombre des contractions, surtout si l'on y joint l'ergot de seigle ;

4° Après la délivrance, les contractions utérines sont également dans l'état normal ;

5° Les contractions auxiliaires des muscles abdominaux ne perdent pas de leur énergie pendant l'éthérisation ; elles augmentent, au contraire, si l'on a soin de frictionner l'abdomen ;

(1) Simpson traduit par Campbell : Inhalation de l'éther dans la pratique des accouchements, 1847.

6° L'éthérisation met la femme à l'abri non-seulement de la douleur, mais aussi, jusqu'à un certain point, à l'abri également des accidents nerveux qui compromettent si souvent l'existence de la mère et celle de l'enfant;

7° Enfin, l'éthérisation ne paraît offrir aucun danger pour ce dernier.

L'impulsion était donnée. Huit jours après la publication de la première observation de Simpson, un Français, Fournier-Deschamps, faisait paraître dans la *Gazette des Hôpitaux* une observation d'un cas d'application de forceps chez une femme éthérisée (29 janvier 1847).

En Angleterre : Murphy, Lansdowne, Protheroe Smith, Skey ; en Allemagne : Kiehl de Nuremberg, Siébold, Hammer de Mannhein, Grenser de Leipsig, Halla, publièrent de nouvelles observations.

Les accoucheurs français s'étaient aussi mis à l'œuvre : du 8 février au 23 du même mois 1847, M. le professeur P. Dubois fait à la Clinique d'accouchements de la Faculté et à la Maternité de Paris des recherches sur chacune des questions que comportait cette grave découverte, et, dans un mémoire lu à l'Académie de Médecine le 23 février 1847, il formulait ainsi son opinion :

1° Les anesthésiques peuvent être employés pour prévenir les douleurs physiologiques de l'accouchement;

2° La douleur physiologique est suspendue, mais les contractions utérines et celles des muscles abdominaux persistent ;

3° Les muscles du périnée sont relâchés ;

4° L'éthérisation n'a pas paru agir défavorablement sur la santé et la vie de l'enfant.

Au mois de mars de la même année, M. Stoltz de Strasbourg, M. Delmas de Montpellier, répètent les mêmes expériences que confirment celles de Cazeaux et Smith à la Clinique d'accouchements ; celles de M. Chailly (Honoré), de J. Roux de Toulon, de MM. Villeneuve, Male et Colrat.

En Amérique, Channing, Clark, Putnam, publient à leur tour d'importants travaux sur ce sujet.

C'est alors (mois de novembre 1847) que le chloroforme découvert déjà en 1831 par Soubeyran en France et Liebig en Allemagne, mais non encore expérimenté sur l'homme, vient détrôner l'éther. C'est encore Simpson qui en fit le premier essai sur l'homme et les femmes en travail. Sa substitution à l'éther fut rapide, et depuis on l'a toujours préféré en obstétrique. L'introduction de l'anesthésie dans les accouchements rencontra des adversaires, et Simpson eut à défendre sa découverte non pas contre les attaques de la science, mais contre des préceptes théologiques mis en avant par les évêques anglais. En France on eut plus de bon sens et de raison et l'on ne songea nullement à établir une controverse religieuse pour le moins déplacée dans une question purement médicale et scientifique.

L'enthousiasme avec lequel les médecins anglais accueillirent le nouvel agent, fit éclore de nombreuses publications, parmi lesquelles on doit citer celles de Gream, de Merriman, Murphy, Stallard ; en

Allemagne, celles de Breit, Krieger, Orlowski, Sacks.

Les années suivantes virent paraître le *Traité de la méthode anesthésique* de M. le professeur Bouisson de Montpellier, où l'on trouve tout un chapitre consacré à l'anesthésie obstétricale ; un mémoire de Denham présenté à la Société obstétricale de Dublin ; un travail, avec 20 observations à l'appui, de M. Houzelot de Meaux, envoyé à la Société de chirurgie que présidait alors M. le professeur Denonvilliers, suivi d'un rapport de M. le Dr Laborie.

La Société discuta toute une séance sur cet important sujet avec MM. Laborie, Danyau, Forget et Voillemier pour interprètes.

Le rapport concluant à l'emploi de l'anesthésie, même dans les accouchements simples, fut adopté.

Voici les termes du rapport :

On peut considérer comme bonne l'administration du chloroforme dans les accouchements simples. Cette application doit être renfermée dans les règles suivantes :

Inhalations intermittentes comme les douleurs, ne devant pas être prolongées au delà de l'atténuation de la sensibilité, dans la très-grande majorité des cas ; on ne devra y recourir que le travail déjà avancé, c'est-à-dire lorsque le col sera aminci, effacé, et la dilatation suffisante.

Le procédé d'inhalation consistera dans une compresse imbibée de chloroforme tenue à distance pour permettre l'entrée de l'air.

Dosage variable suivant les sujets.

Cette même année M. Broca soumettait la question des anesthésiques principalement du chloroforme à la Société de chirurgie. *Les inhalations anesthésiques devant la Société de chirurgie* (*Mémoires de la Société de chirurgie*, et *Gaz. hebd.*, 1853).

Il serait injuste de ne pas citer les recherches et les publications faites sur ce sujet par MM. Montgomery, Beatty, Rigby, Snow, Kaufmann en Angleterre, de même que celles des accoucheurs allemands : Hueter, Helfft, Hamer ; de l'Italien Salvolini.

L'année 1855 compte d'importantes recherches sur le traitement de l'éclampsie puerpérale par le chloroforme : on peut consulter avec fruit les observations de Bouchacourt, Timermans, Macario, et enfin la thèse de Fremineau 1856.

Nous ne devons pas omettre les travaux de Liégard, de Krioger, de Scanzoni (1855), les leçons cliniques de Spiegelberg (1856).

Nous arrivons alors à l'année suivante dans le courant de laquelle M. le Dr H. Blot, dans sa thèse de concours à l'agrégation en chirurgie, conçue sous ce titre : *De l'Anesthésie appliquée à l'art des accouchements*, résume les travaux parus jusqu'à ce jour, appuie la question de ses observations et de son expérience et l'éclaire d'un nouveau jour.

Nous aurons dans le cours de cette thèse souvent occasion de recourir au travail de M. Blot, et nous sommes heureux de lui offrir ici tous nos remercîments pour son obligeance et ses bons avis.

A une époque plus moderne nous voyons d'un côté les médecins Anglais employer journellement le chloroforme dans les accouchements, en exagérer même l'usage, tandis que les accoucheurs Français semblent se tenir sur la réserve. Snow, Ch. Kidd, J. Brown, Ern. Sansom, sont tous des partisans zélés du chloroforme chez les femmes en couches.

En France au contraire M. le professeur Depaul en restreint l'emploi aux opérations obstétricales. Dans l'article qu'il a publié (*Dictionnaire encyclopédique*, tome I), M. Depaul redoute l'anesthésie à cause des dangers qu'elle peut entraîner, et parce qu'elle ne donne pas à la femme une participation assez grande dans l'acte qui va s'accomplir.

M. le professeur Pajot, dans le même dictionnaire et dans un article spécial, se montre plus favorable à l'anesthésie et admet l'emploi du chloroforme dans le travail naturel, quand il est accompagné de douleurs vives et d'une excitation considérable.

Dans le traité de Cazeaux (7e édition), revu et annoté par M. S. Tarnier, nous trouvons les indications et les contre-indications à l'emploi des anesthésiques.

Enfin, nous avons consulté le *Traité d'accouchements* de M. le Dr Joulin, où la question de l'anesthésie en accouchement est traitée avec le talent et la vigueur que nous lui connaissons.

Nous ne saurions mieux faire que de rapporter ici ce qu'a écrit M. Joulin : « Les grandes découvertes qui surgissent brusquement dans la science ont tout d'abord leurs partisans et leurs adversaires; les uns ne voient que les résultats heureux, les autres s'attachent surtout à en montrer les mauvais côtés. Puis arrive une période de calme où l'on juge, sans passion et sans parti pris la valeur réelle des choses. Cette période est arrivée pour le chloroforme..... La répulsion de la plupart des auteurs français pour le chloroforme dans l'accouchement naturel, ne repose sur aucun motif pratique et sérieux. Cette opposition, vague et indécise, doit disparaître devant les résultats qui intéressent à un si haut degré la science et l'humanité. Sans partager complétement l'opinion des Anglais sur ce sujet, je n'hésite pas à employer l'anesthésie toutes les fois que les femmes m'en témoignent le désir, ou lorsque les douleurs sont très-vives et l'excitation nerveuse intense. »

PREMIÈRE PARTIE

DE L'EMPLOI DU CHLOROFORME

DANS LES ACCOUCHEMENTS SIMPLES.

CHAPITRE PREMIER.

ACTION DU CHLOROFORME SUR LES CONTRACTIONS DE L'UTÉRUS.

Ce n'est pas le hasard qui favorisa Simpson dans la découverte de l'anesthésie obstétricale. L'illustre professeur d'Édimbourg fit ses premiers essais en associant les données fournies par la science avec son initiative personnelle. Il connaissait les observations qu'Ollivier et Nasse avaient publiées sur des cas de paraplégies complètes qui n'avaient pas empêché la parturition de s'exécuter d'une manière régulière et sans douleurs. Dans le cas d'Ollivier, la moelle épinière était comprimée et détruite par des acéphalocystes, depuis la première jusqu'à la quatrième vertèbre dorsale; dans celle de Nasse il y avait une fracture de la quatrième cervicale. Des lésions de ce genre devaient nécessairement empêcher le cerveau d'exercer une influence sur l'utérus.

Il n'ignorait pas non plus l'observation citée par Deneux, d'une femme apportée à l'Hôtel-Dieu d'Amiens, dans un état comateux dû à des excès alcooliques auxquels elle s'était livrée depuis l'apparition des douleurs. Cette femme accoucha pendant cet état d'ivresse qui continua jusque après sa délivrance. A son réveil, elle fut tout étonnée et assura n'avoir éprouvé aucune douleur ; et elle se promit de se servir de ce moyen à la prochaine occasion.

Harvey, Lamotte, Smellie avaient dit avec Haller que les contractions de l'utérus peuvent se faire chez une femme : « Ignara, stupida, et sopita, et immo-« bilis et apoplectica, et epileptica, convulsionibus « agitata, et ad summum debilis. »

Avant d'examiner une à une toutes les questions physiologiques relatives au travail naturel s'accomplissant sous la narcose, qu'on nous permette de rappeler en quelques mots l'anatomie du système nerveux de l'utérus : ses nerfs proviennent des plexus rénaux et mésentérique inférieur ; ils sont accolés aux artères utéro-ovariennes ; les autres du plexus hypogastrique formé par quelques branches des nerfs sacrés et par des branches fournies par les ganglions lombaires du grand sympathique.

Or, quelle est l'action du chloroforme sur le système nerveux ?

Le chloroforme suspend la vie de relation en enrayant le système cérébro-spinal composé du cerveau, du cervelet, de la protubérance, des tubercules quadrijumeaux, des cordons blancs de la moelle et du bulbe, des nerfs cérébro-rachidiens.

La vie organique représentée par le système nerveux ganglionnaire comprenant : la substance grise de la moelle et du bulbe, les ganglions du grand sympathique, les nerfs qui partent de ces différents centres, n'en sont que faiblement atteints.

D'où il résulte que le sang de l'animal anesthésié agit surtout sur la substance blanche du système nerveux et impressionne peu la substance grise, qui peut être considérée comme un foyer d'innervation commandant à toutes les actions involontaires. C'est d'elle qu'émane l'action nerveuse qui détermine les contractions du cœur, de l'intestin, de l'utérus, des muscles respiratoires.

Dans l'anesthésie le sang ne modifie que faiblement, nous avons dit, la substance grise. Celle du cerveau n'en reçoit qu'une faible atteinte, et si ses fonctions sont troublées, c'est qu'il se compose en grande partie de substance blanche que le chloroforme modifie. Et dans cette substance la portion affectée à la sensibilité est plus rapidement et plus profondément impressionnée que celle qui a la motilité en partage. Les travaux de MM. Serres et Poppenheim, les expériences de MM. Longet, Flourens, Grubi, justifient cette assertion.

M. Longet a démontré que le principe des mouvements respiratoires dont le bulbe est le siége, et qui persiste dans le sommeil physiologique comme dans le sommeil anesthésique, ne résidait pas dans les cordons blancs antérieurs et postérieurs de la moelle allongée (pyramides et corps restiformes), mais bien dans le cordon intermédiaire ou latéral dont l'organisation a une grande ressemblance avec la structure surtout vasculaire de la substance grise.

Dans la narcose, l'utérus se contracte parce qu'il trouve dans les ganglions et dans la substance grise de la moelle le principe de sa contraction propre, parce qu'il trouve dans le bulbe l'origine des mouvements involontaires de la respiration et des muscles abdominaux, parce que le sang pénétré par les vapeurs anesthésiques n'exerce pas sur cette substance grise, sur les mouvements respiratoires, l'influence enivrante qu'il a sur la substance blanche du système nerveux cérébro-spinal.

L'utérus ressemble donc au cœur qui, normalement se contracte sans la participation du système nerveux de la vie animale.

Quand on met en regard les idées des hommes qui se sont spécialement occupés de l'emploi du chloroforme en obstétrique, on est tout étonné de voir dans la comparaison que l'on en fait, autant d'opinions contradictoires.

L'action des anesthésiques sur la contractilité utérine a cela de commun avec bien des questions de physiologie qui, à première vue, paraissent simples à résoudre et qui néanmoins sont diversement interprétées. Discuter les opinions de tous ceux qui ont écrit sur cette question, serait d'un intérêt médiocre, nous nous contenterons de signaler celles des principaux accoucheurs français et étrangers.

Simpson (1) affirme que sous l'influence du chloroforme les contractions utérines continuent d'être régulières dans leur durée et dans leur retour. L'é-

1) Simpson, Rapport à la Société obstétricale de Londres.

motion et la crainte inséparables de tout accouchement, ont paru, dit-il, les suspendre chez une ou deux femmes nerveuses ; mais, dès que l'action de l'agent anesthésique commençait à se faire sentir, l'effet se dissipait, et jamais depuis il n'a vu les contractions s'arrêter sous l'influence de la narcose. Il va même plus loin en avançant que les contractions utérines gagnaient en énergie à mesure que la sensibilité de la femme allait s'éteignant. Il signale surtout ce résultat chez deux femmes à qui on fit respirer en même temps que l'éther de la teinture d'ergot de seigle.

M. P. Dubois (1), dans la note qu'il lut à l'Académie de médecine, conclut des six observations qu'il rapporte que l'éthérisation ne suspend nullement les contractions de l'utérus et des muscles de l'abdomen. — Stoltz, de Strasbourg (2), partage même l'opinion de Simpson au point de vue du surcroît d'activité imprimée à la matrice par les vapeurs anesthésiques. — J. Roux, MM. Danyau, Laborie, Houzelot, Voillemier (Société de chirurgie); nos accoucheurs les plus célèbres : Cazeaux (7e édition, revue par Tarnier), MM. Depaul (*Dictionnaire encyclopédique*), Pajot (art. *Anesthésie obstétricale*, *Dictionnaire encyclopédique*), Blot, Devilliers, Joulin, croient aussi que les contractions utérines s'exécutent régulièrement pendant le sommeil anesthésique.

(1) Séance de l'Académie de médecine, 23 février 1847.

(2) Gaz. méd. de Strasbourg, 1847.

En Angleterre, Murphy, Ch. Kidd, J. Brown, Drysdale, Holt Dum, Meadows, Sansom, soutiennent que le chloroforme ne retarde en rien les contractions de l'utérus.

D'un autre côté, des hommes d'un mérite incontestable affirment avoir vu l'anesthésie suspendre pour un certain temps ces contractions, et parmi eux nous avons à compter M. Bouvier, alors médecin à l'hôpital Beaujon, Siebold, Montgomery, Sacks, Braun, Spiegelberg. Leur opinion, il est vrai, n'est pas tout à fait contraire à celle de leur adversaires, et si l'on se donne la peine d'analyser les faits, il est facile de s'apercevoir qu'une autre cause que l'anesthésique employé : l'émotion ou la crainte aient pu momentanément arrêter ces mêmes contractions qui reparaissaient quand le sommeil artificiel commençait à se produire. L'on peut voir que ces interprétations diverses sont dues au mode d'observation et à ce que l'on n'a pas tenu compte des circonstances pouvant précéder ou accompagner l'anesthésie, du mode d'administration et du degré de la narcose. En leur donnant tort, nous ne faisons qu'invoquer ce que nous enseignent l'anatomie et la physiologie : nous savons, en effet, que le système utérin faisant partie de la vie organique, n'est pas influencé par les anesthésiques, et nous nous en rapportons aux expériences de MM. Flourens, Amussat et Longet.

Chez les animaux, en effet, les contractions utérines se produisent malgré l'anesthésie la plus complète; la contractilité persiste dans les fibres musculaires de l'utérus, même quand elle a disparu dans les fibres du cœur et des organes placés sous la dépendance du grand sympathique. L'action directe du chloroforme n'est donc pas de paralyser l'utérus. Mais personne n'ignore l'influence des émotions morales sur les contractions utérines et chacun sait que souvent la vue seule du médecin a pour effet d'arrêter le travail pendant un certain temps. Or dans les faits cités par MM. Bouvier et Siebold, n'y a-t-il pas lieu de croire que l'arrêt des contractions est dû à une de ces suspensions si fréquentes pendant le travail? L'exception, a-t-on dit, confirme la règle; les faits que je viens de citer en sont la preuve. Et puis ne faut-il pas tenir compte du degré de l'anesthésie? Car, si l'on pousse trop loin les inhalations anesthésiques, bien que les contractions ne soient pas arrêtées, elles sont néanmoins considérablement affaiblies. L'anesthésie profonde n'est donc pas admissible dans le travail naturel. Les médecins anglais Lee, Denham, attribuent l'inertie utérine à l'administration du chloroforme poussée trop loin, conduite que proscrivent aujourd'hui à l'unanimité les accoucheurs qui font usage des anesthésiques.

Dans les observations qui nous sont personnelles et qui se trouvent à la fin de ce travail, nous pouvons affirmer que les contractions utérines se sont maintenues régulières dans tous les cas, si ce n'est dans une circonstance où elles nous ont paru se ralentir. Le premier degré de l'anesthésie avait été dépassé, et pour nous ce retard n'a pas eu d'autre cause.

CONCLUSIONS.

Nous pouvons donc résumer la question en disant :

1° Que les contractions de l'utérus, dans la très-grande majorité des cas, conservent leur régularité et leur énergie sous l'influence du chloroforme.

2° Que l'anesthésie poussée trop loin peut suspendre le travail.

3° Que l'arrêt du travail, dans le cas où la dose de l'agent anesthésique a été faible, est l'exception.

CHAPITRE II.

ACTION DU CHLOROFORME SUR LA CONTRACTION DES MUSCLES ABDOMINAUX.

Le concours des muscles abdominaux vient à l'aide de l'utérus, dans l'acte de l'accouchement, et avant d'employer l'anesthésie en obstétrique, on s'était demandé si ce concours musculaire ne lui ferait pas défaut. L'expérience est venue démontrer que ces muscles, bien que dépendants de la vie animale, continuaient à se contracter dans l'acte de la parturition.

Mais comment se fait-il que les muscles du ventre

entrent en action quand ceux du périnée, dépendant du même système, se relâchent? Tel était le problème que les physiologistes ont enfin résolu. M. le professeur Longet, dans un mémoire lu à l'Académie de médecine, montra que les muscles abdominaux doivent être rangés dans la catégorie des muscles respiratoires, et que pour cette raison ils continuent à se contracter, pendant que d'autres muscles placés sous la même dépendance nerveuse entrent en relâchement.

Voici les paroles de M. Longet (1) :

« Au milieu de l'affaissement général, du collapsus profond dans lequel est plongé l'organisme, les mouvements respiratoires, la dilatation des narines et de la bouche, l'ouverture de la glotte, l'élévation des côtes et des épaules, la contraction du diaphragme et des muscles abdominaux, en tant que muscles concourant à la respiration, s'accomplissent encore. Or, l'effort, et celui qui accompagne l'accouchement en particulier, n'est qu'une modification, un changement passager de l'acte respiratoire : c'est un état pendant lequel doivent énergiquement se contracter les muscles des côtes et des épaules, le diaphragme, les muscles des parois abdominales; dans lequel aussi, comme l'ont fait observer MM. Isid. Bourdon et J. Cloquet, la glotte se resserre spasmodiquement; durant lequel enfin se contractent beaucoup

(1) Expériences relatives aux effets de l'éther sulfurique sur le système nerveux.

d'autres muscles, en vertu de cette synergie d'action, sur laquelle Barthez a tant et si bien écrit. Puisque dans l'éthérisation, en l'absence de la volonté, la respiration persiste dans toute son intégrité, et que le bulbe continue d'inciter tous les muscles qui concourent à son établissement, l'effort résultant de la contraction de ces mêmes muscles (y compris les muscles abdominaux) doit aussi, par conséquent, pouvoir se produire encore; car si, le plus souvent, les contractions musculaires d'où résulte l'effort se produisent sous l'empire de la volonté, il est des cas où elles semblent entièrement s'y soustraire; et c'est précisément ce qu'on observe à une certaine période du travail de l'accouchement, dans quelques opérations de taille ou de lithotritie, où l'on voit les contractions de l'utérus ou de la vessie entraîner irrésistiblement dans leur action celle des muscles des parois abdominales, du diaphragme, etc. »

Donc pour M. Longet, si les muscles de l'abdomen se contractent dans l'accouchement, c'est parce qu'ils agissent, dans ce cas, comme muscles respiratoires. M. Bouisson les regarde comme des muscles respiratoires très-accessoires, et il donne, pour cause de leur contraction, l'action réflexe. Pour le professeur de Montpellier, l'incitation émanée de l'utérus pendant l'accouchement est directement réfléchie par la moelle sur les muscles abdominaux, qui alors prennent part à l'acte d'expulsion. Et pour preuve, ajoute-t-il, c'est que lorsque l'anesthésie est poussée très-loin, ces mêmes muscles ne se contractent pas assez pour aider l'utérus, tandis qu'ils fonctionnent encore comme muscles respiratoires. Et à ce propos, si quelques adversaires de l'anesthésie obstétricale ont avancé que les contractions abdominales s'arrêtaient sous l'influence du chloroforme, c'est qu'en effet pendant l'anesthésie, poussée à un degré que les accoucheurs repoussent en obstétrique, les muscles abdominaux, à l'exemple de l'utérus, se contractent beaucoup plus faiblement, et le travail peut en être suspendu.

Il est facile, quoi qu'en dise Cazeaux, de constater, pendant le sommeil anesthésique, la contraction des muscles du ventre. La palpation, la seule inspection même suffisent pour en juger, et, malgré l'état de distension et de dureté du ventre, on peut facilement distinguer la contraction musculaire de la contraction utérine, et, si la première a lieu avant ou en même temps que la seconde. Malgré l'opinion de Channing, que Cazeaux semble partager, ces contractions sont *réelles* et non pas *apparentes*. Les femmes, dit Channing, paraissent faire un effort, mais en réalité elles ne le font pas, bien que les mouvements respiratoires soient gênés à ce moment. Or, la respiration s'arrêterait-elle si l'effort ne se produisait pas réellement?....

Pour MM. Depaul (*Dict. encycl.*, t. 4), on ne peut nier la contraction des muscles abdominaux pendant le narcose.

M. Depaul dit que, comme pour l'utérus, l'anesthésie ne suspend ni ne modifie les contractions abdominales, pourvu qu'elle ne soit pas poussée trop loin, et qu'elle n'ait pas une trop longue durée.

Voici les propres paroles de M. Pajot (*loc. cit.*) :

« La véritable paralysie des muscles abdominaux ne pourrait arriver que parce que l'organe central aurait perdu son influence sur les fibres nerveuses ; car pendant leur trajet, et leurs divisions terminales, les inhalations du chloroforme ne peuvent pas leur faire perdre leur excitabilité, comme cela a été surabondamment démontré par les expériences. »

En dernière analyse, la physiologie, l'expérimentation sur les animaux, la pratique, prouvent que, pendant le sommeil anesthésique, les muscles abdominaux continuent à se contracter.

CHAPITRE III.

ACTION DU CHLOROFORME SUR LA CONTRACTION DES MUSCLES DU PÉRINÉE.

Simpson et M. P. Dubois, dès les premières communications qu'ils donnèrent touchant l'anesthésie obstétricale, signalèrent le relâchement des muscles du périnée.

M. Dubois disait à l'Académie de médecine : « Un fait constant, et que je dois signaler ici, c'est l'extrême laxité des muscles du périnée et la rapidité avec laquelle se fait la dilatation des organes. »

Il n'est pas aujourd'hui un accoucheur qui conteste cette action du chloroforme ; et si le plancher périnéal, comme le montra M. le professeur Longet, ne se contracte plus chez les femmes éthérisées qui accouchent, si au contraire sa résistance est vaincue, s'il prend part au relâchement des autres muscles de la vie de relation, c'est qu'il ne fait pas partie de l'appareil musculaire respiratoire comme les nerfs abdominaux ; c'est que dans l'effort, et l'effort involontaire, il ne fait que se déprimer sous le poids des viscères abdominaux, en ne leur opposant, surtout à l'aide de ses plans aponévrotiques, qu'une force d'inertie. Dans l'effort volontaire, au contraire, les muscles du périnée se contractent.

Le relâchement des parties molles ne s'étendrait pas seulement aux muscles périnéaux, mais encore au tissu musculaire de la vulve et du vagin ; telle est du moins l'opinion de J. Denham, de Thomson, et du professeur Spiegelberg.

M. Pajot dit (*loc. cit.*) que les muscles du périnée sont véritablement relâchés et ont perdu la propriété de se contracter, parce que la portion inférieure de la moelle épinière, dont ils dépendent, succombe plus vite à l'influence du chloroforme. Pour M. Depaul, la résistance du plancher périnéal est généralement diminuée.

Mais est-ce à dire pour cela que tout obstacle est annihilé ? Non sans doute ; car si la portion musculaire est relâchée, les plans aponévrotiques qui forment le périnée, et le tissu graisseux abondant qui en occupe les différentes couches ne sont pas influencés par les vapeurs de chloroforme; la résistance qu'ils opposent est vaincue par l'accouchement lui-même, et ces parties une fois distendues facilitent le passage de l'enfant chez la multipare.

Il n'en est pas moins vrai cependant que chez la primipare surtout, les derniers efforts sont aidés par le relâchement des muscles périnéaux, et M. P. Dubois, dans une de ses observations, cite une jeune femme primipare dont l'accouchement devint très-facile et très-rapide par la laxité complète du plan musculaire du périnée.

On pourrait multiplier ces exemples, mais la question importante est celle-ci : le relâchement des muscles fait-il éviter oui ou non la déchirure du périnée?...

La majorité des accoucheurs croient que la femme anesthésiée se trouve dans des conditions favorables pour éviter cet accident, sans oublier pour cela de mettre en usage les précautions usitées lors du passage de la tête. Dans les cas que nous publions, nous n'avons, il est vrai, jamais eu ce malheur à déplorer, mais il ne faut pas être trop absolu, et soutenir que cela ne peut pas arriver, car il faut se rappeler combien est variable la résistance du périnée chez les divers sujets, et combien il est difficile de prévoir ce qu'elle sera dans un cas déterminé. Malgré l'anesthésie complète, Cazeaux a vu le périnée conserver toute sa force de résistance, et M. Villeneuve a cité trois cas de déchirures; mais loin de penser que la rupture périnéale a été facilitée par la distension et l'amincissement de cette région, nous croyons plutôt que ces accidents se sont montrés chez des femmes dont les contractions étaient très-énergiques, et chez lesquelles l'anesthésie, par une raison à nous inconnue, n'avait pas fait sentir son influence sur les muscles. Souvenons-nous, de plus, que bien d'autres tissus que le tissu musculaire entrent dans la constitution anatomique du plancher du bassin, et que les tissus fibreux, cellulaire, cutané, offrent aux derniers moments du travail une résistance que le chloroforme ne saurait diminuer, à moins, comme le dit M. Blot, qu'on veuille admettre qu'il en augmente l'élasticité, ce qui est loin d'être démontré. (Voir, pour la déchirure du périnée, p.39)

CHAPITRE IV.

INFLUENCE DE L'ANESTHÉSIE SUR LA SANTÉ ET LA VIE DE LA MÈRE.

Nous venons de voir quelle est l'action du chloroforme sur les contractions de l'utérus, des muscles du ventre et du périnée; nous abordons maintenant cette question : quelle est l'influence du chloroforme sur la santé et la vie de la mère?

Tous les accoucheurs qui ont employé l'anesthésie disent d'un commun accord qu'elle n'a jamais eu d'effets fâcheux pour la femme en travail. *Dans aucun cas*, dit Simpson, je n'ai observé le moindre inconvénient provenir de son emploi, ni pour la mère, ni pour l'enfant, tandis que j'ai vu l'anesthésie épargner à la mère des angoisses et des douleurs. Elle fait disparaître non-seulement la souffrance, mais elle épargne à la constitution *la secousse nerveuse* qui, lorsqu'elle est extrême, devient souvent l'origine de maintes conséquences fâcheuses; sur ce dernier point, les adversaires du chloroforme eux-mêmes sont forcés de reconnaître qu'il rend de signalés services; mais où il y a quelque divergence dans les opinions, c'est lorsque certains accoucheurs prétendent que le chloroforme prévient les métrites, les pelvi-péritonites, et tous les accidents consécutifs à la parturition ou au manque de soins qui doivent suivre l'accouchement. Évidemment, il y a là de l'exagération, et nous ne voyons pas pourquoi le chloroforme empêcherait une inflammation de se produire; on a aussi exagéré quand les adversaires de cet agent, bien qu'ils n'aient pas pu faire reposer leurs convictions sur des faits probants, l'ont regardé comme l'origine de ces mêmes accidents.

On a dit que la convalescence chez les femmes anesthésiées survenait plus rapidement; cela peut être, lorsque la femme soumise au chloroforme aurait été épuisée par l'acuité de la douleur, sans l'emploi de cet agent, ou qu'une opération obstétricale a été faite avec son aide. Rien ne paraît irrationnel dans cette proposition ; et dans les observations qui se trouvent à la fin de ce travail, l'on pourra voir que les femmes soumises aux vapeurs du chloroforme ont eu toutes des suites de couches heureuses, qu'aucune complication fâcheuse n'est venue entraver l'excellent résultat qui a suivi, et qu'au bout de quelques jours elles ont pu se lever et quitter l'hôpital dans le meilleur état. La moyenne de la durée de leur séjour dans la salle d'accouchements a été de huit jours. Je n'entends pas dire par là que les femmes qui n'ont pas été soumises au chloroforme ne peuvent faire de même; nous tenons seulement à faire constater que chez elles aucun accident n'est venu s'opposer à leur sortie, et que pour plusieurs d'entre elles, gardées quelques jours de plus à l'hôpital, c'était une simple mesure de précaution.

Puisque nous venons de parler des avantages du chloroforme, examinons maintenant ses inconvénients ; la discussion des faits, heureusement, montrera qu'ils sont plutôt imaginaires que réels.

On a reproché au chloroforme de produire chez la femme en travail de l'excitation, des mouvements désordonnés; en outre, et cela mérite considération, l'inertie et ses dangers : l'hémorrhagie après la délivrance, la rupture du périnée, la folie, l'éclampsie et la mort.

Nous ignorons absolument pourquoi l'excitation, les mouvements désordonnés, sont reprochés au chloroforme, quand précisément cet agent fait disparaître l'excitation cérébrale causée par l'intensité de la douleur, et que l'on obtient grâce à lui, le sommeil et le repos pour les femmes dont le système nerveux est fortement ébranlé.

Pour ce qui concerne les mouvements desordonnés, nous serons encore plus explicite, en disant que la tranquillité de la femme est la conséquence obligée de l'administration du chloroforme; et que, si on l'emploie dans les opérations obstétricales, version, application du forceps, etc..., ce n'est pas seulement pour annuler la douleur, mais pour obtenir cette immobilité si nécessaire aux mouvements de l'opérateur. Ces deux objections ne sont pas sérieuses, et nous n'y insisterons pas plus longuement.

On a ajouté que le chloroforme retardait le travail. Cette objection, qui est admise comme vraie dans une certaine mesure, exige que nous entrions dans quelques détails.

Tout d'abord, chez les animaux, les contractions utérines persistent malgré la narcose, et elles ne disparaissent que lorsque les fibres du cœur lui-même ont perdu leur contractilité. L'expérience pratique montre que, dans la majorité des cas, les contractionsde l'utérus ne sont pas affaiblies par les inhalations, que souvent, au contraire, elles en sont exaltées; mais il n'en est pas de même quand l'anesthésie est profonde. On a reproduit plusieurs cas dans lesquels le chloroforme a eu un effet douteux sur la prolongation du travail, et une masse d'autres où l'on certifie que cet agent n'a exercé aucune influence. Ainsi le Dr Lee a cité des observations où l'on fut obligé d'avoir recours au forceps, à cause de l'inertie utérine due à l'administration du chloroforme. J. Denham rapporte également quatre cas dans lesquels la suspension du travail fut reconnue comme étant le résultat de l'emploi de l'anesthésie. Sinclair a publié aussi un fait de ce genre, et il fait remarquer que le médecin qui donnait des soins à la femme lui avait recommandé de respirer largement et sans crainte; le travail fut retardé et on employa le forceps pour terminer l'accouchement. Évidemment, l'administration du chloroforme avait été ici poussée trop loin. Pour nous, nous partageons entièrement cette opinion et croyons que l'anesthésie profonde peut enrayer la marche du travail. Dans une des observations consignées à la fin de cette thèse (obs. II) on pourra voir que la narcose avait été conduite au delà du premier degré, et que les contractions utérines furent retardées, mais sans qu'il en soit résulté cependant le moindre inconvénient pour la femme en travail. Nous nous mîmes ensuite sur nos gardes, et jamais plus nous n'eûmes à observer ce retard.

Hémorrhagie. — L'hémorrhagie consécutive à l'accouchement serait, disent quelques auteurs, beaucoup plus à craindre chez les femmes anesthésiées que chez celles qui ne le sont pas. Or, voici ce que dit M. le professeur Pajot à ce sujet :

« Nous n'avons pas fait, depuis l'année 1853, une seule opération obstétricale grave, à moins d'une contre-indication formelle, sans employer l'anesthésie. Pendant près de trois années, à la Clinique d'accouchements de la Faculté, toutes nos opérations ont été pratiquées avec l'aide du chloroforme. Depuis l'apparition des anesthésiques, nous avons assisté, et parfois pris part, aux opérations faites par notre maître M. P. Dubois. Dans quelques cas personnels, les femmes ont été maintenues dans l'insensibilité pendant une heure ou deux (céphalotripsies répétées), nous n'avons jamais observé d'accidents raisonnablement attribuables au chloroforme; nous n'avons jamais constaté non plus, chez les femmes anesthésiées, une immunité plus grande contre les accidents puerpéraux. Nous sommes heureux de nous trouver d'accord, en ceci, avec le savant professeur d'Édimbourg, M. Simpson, qui à propos des hémorrhagies, a écrit ceci : « Mon esprit n'a jamais été complétement à l'abri de la crainte des hémorrhagies consécutives à l'emploi de l'anesthésie; je ne suis pas certain de les avoir vues plus fréquentes depuis l'usage du chloroforme; mais je suis certain d'avoir vu des femmes ayant eu des hémorrhagies dans des accouchements antérieurs, faits sans la chloroforme, accoucher sans hémorrhagie lorsqu'on l'administrait (1). »

Sans être comme Cumming et Protheroe Smith, qui vont jusqu'à dire que le chloroforme prévient les hémorrhagies, il ne faut pas imiter le langage de Mongomery, Huter et Rigby, qui mettent les accidents hémorrhagiques sur le compte de cet

(1) Pajot, Dict. encyclop., t. IV, p. 437.

agent. Tout le monde sait que l'hémorrhagie peut se produire sans le chloroforme, et le seul cas où cet accident pourrait se montrer, c'est lorsque l'anesthésie poussée trop loin aurait amené de l'inertie utérine. Pour ajouter une preuve de plus et surtout pour mettre en garde contre des appréciations erronées, qu'il me soit permis de rapporter ici un fait que nous avons observé récemment : une femme de 28 ans, primipare, d'une constitution faible, entre à la salle d'accouchements de l'hôpital Beaujon le 27 juin de cette année. Les contractions étaient peu intenses, irrrégulières, sans grandes douleurs ; à neuf heures du matin, le col était largement dilaté, la poche des eaux non rompue ; douleurs peu accusées ; la femme tousse depuis quelque temps ; nous fûmes loin de songer à employer le chloroforme. Elle accouche dans la soirée à trois heures et demie, et à peine l'enfant expulsé, elle fut prise d'une hémorrhagie assez considérable qu'arrêta l'ergot de seigle. Dans un cas pareil, on aurait eu recours au chloroforme, que certainement il eût été accusé d'avoir produit l'hémorrhagie. Si nous citons ce fait, c'est pour expliquer d'une manière plus vraie, les accidents de ce genre survenus pendant la période anesthésique, et rapportés par Duncan, Channing, Montgomery, etc...

Dans les deux faits publiés par Duncan, et où il y eut une légère hémorrhagie, l'on trouve un accouchement double avec distension considérable de l'utérus. Ceci suffit pour expliquer l'inertie consécutive. Dans le deuxième, l'accident survint six heures après la délivrance et sans cause appréciable.

Dans 78 cas d'accouchement, Channing a observé l'hémorrhagie quatre fois; en analysant ses observations, nous ne voyons pas en quoi le chloroforme peut être coupable.

D'un autre côté, MM. Chailly-Honoré, Danyau, Pajot, Mac-Clintock, en Irlande, Martin d'Iéna, et bien d'autres encore, dans les nombreux cas d'accouchements faits avec l'aide des anesthériques, qu'ils ont publiés et dont ils ont été témoins, ne citent pas un seul accident d'hémorrhagie.

Pour ma part, dans les observations peu nombreuses il est vrai, que je soumets à l'appréciation de mes juges, on pourra s'assurer que jamais je n'ai eu d'hémorrhagie à noter. Et s'il fallait résumer la question, du moins telle que nous la comprenons, nous dirions que le chloroforme ne peut en rien prévenir ni occasionner les pertes du sang après l'accouchement; et que dans la plupart des cas que l'on a observés, où l'on attribue ce danger à l'inhalation de cet agent, il est infiniment probable que l'hémorrhagie aurait eu lieu sans son emploi.

Et du reste, lorsque quelque fâcheux indice peut faire craindre un pareil résultat, pourquoi ne pas administrer à la femme à la fin du travail, de l'ergot de seigle? C'est le conseil que donnent Simpson et le Dr Beatty dans le *Dublin Quarterly journal*, t. X, p. 1.

Rupture du périnée. — Nous avons étudié (voir page 28), l'action du chloroforme sur les muscles du périnée. Sous l'influence de cet agent, ces muscles se relâchent et n'opposent plus à la sortie de la tête ou de la portion fœtale qui se présente à la vulve, qu'une résistance peu active. Est-ce une condition favorable pour empêcher la rupture du plancher du bassin? Voyons d'abord ce qu'en dit Cazeaux : « La rigidité des parties externes de la génération, assez fréquente chez les jeunes femmes d'une constitution pléthorique, fortement musclées et un peu grasses, cause souvent un retard considérable dans la marche de la tête lors d'un premier accouchement. Le plus souvent, cependant, *cette étroitesse et cette rigidité naturelles* finissent par céder, *les parties se laissent distendre;* mais cette distension n'est pas toujours aussi complète que le nécessite le volume de la tête. Celle-ci, poussée par la violence des contractions, *brise la résistance qui n'a pas voulu céder, et la déchirure de la commissure postérieure de la vulve en est la conséquence.* »

Si la rigidité du plancher périnéal et sa résistance à la distension sont, pour Cazeaux et bien d'autres accoucheurs, une cause fréquente de rupture, comment expliquer les attaques de ceux qui accusent le chloroforme d'amener cet accident; puisque les expériences physiologiques et la pratique démontrent, que sous l'influence de cet agent, les muscles de cette région en se relâchant font disparaître l'obstacle qui s'oppose à la sortie de l'enfant?

Nous sommes donc loin de partager l'opinion du Dr Julius de Richmond, qui prétend que le chloroforme, en relâchant le périnée, le prédispose à la déchirure. Est-ce à dire pour cela que le chloroforme est une *sûre garantie* contre les ruptures? Nous n'oserions pas le soutenir, mais nous croyons fermement qu'il peut bien souvent les prévenir.

En France, la pluralité des médecins le reconnaît, et dans tous les cas que nous avons observés, nous n'avons jamais eu d'accidents de ce genre à déplorer. Il est vrai de dire que, malgré la juste confiance que nous inspirait le chloroforme, nous n'avons pas négligé chaque fois de soutenir le périnée, au moment du dégagement de la tête.

Folie puerpérale. — L'administration du chloroforme, loin de prédisposer à la folie et surtout de la produire, paraît calmer l'état d'excitation et le trouble apporté dans le système nerveux par la grossesse et les douleurs prolongées de l'accouchement.

Comment en effet survient la manie puerpérale? Marcé (1), dans un travail publié en 1858, prouve par des statistiques, que c'est dans les hôpitaux où se trouvent un grand nombre de filles-mères, la plupart dans les dispositions morales les plus fâcheuses, que se présentent les cas les plus fréquents de

(1) Marcé, Traité de la folie des femmes enceintes, des nouvelles accouchées et des nourrices; Paris, 1858.

manie puerpérale. Ce trouble des facultés intellectuelles se déclare souvent alors que les douleurs sont déchirantes et qu'un long travail les a déjà épuisées. M. Tarnier a vu à la Clinique d'accouchements de la Faculté, un cas de ce genre survenu pendant le travail. Or, dans des circonstances semblables, le chloroforme nous paraît destiné à rendre de véritables services, et son emploi sera nécessaire chez les femmes dont la raison et les facultés affectives paraissent déjà troublées et peuvent faire redouter pendant les douleurs du travail l'explosion de la folie.

A ce sujet, du reste, les opinions sont peu partagées : Channing cite une observation dans laquelle une femme déjà folle, qui, dans un accouchement antérieur, avait été tellement agitée, qu'on avait pu à grand peine l'assister. A sa dernière couche elle fut anesthésiée, et grâce à ce moyen, elle se tint tranquille, et tout se passa bien.

Le Dr Sansom publie dans son ouvrage un fait où, sans l'adminstration du chloroforme, la folie et la mort peut-être seraient survenues. Il s'agit d'une dame qui le fit appeler pour des douleurs qu'elle éprouvait dans le ventre. Cette dame était évidemment en proie aux douleurs de l'enfantement, mais elle fut indignée, dit-il, en apprenant sa pensée, et elle alla jusqu'à nier avec énergie la possibilité même de l'événement. Elle devint furieuse, et l'on ne pouvait la maîtriser assez pour lui donner au moins les secours que réclamait son état. On administra alors le chloroforme, et Sansom est persuadé que, sans l'aide de cet agent, on ne serait pas parvenu à pratiquer l'extraction du fœtus par le forceps.

M. le Dr Lebreton a publié, en février 1848, une observation à l'appui de ce que nous avançons, et nos lecteurs qui voudront la consulter la trouveront dans la *Revue scientifique* de 1848.

Il y est question d'une jeune femme délirant déjà depuis plusieurs heures; on fit respirer le chloroforme, et à partir de ce moment tout délire cessa, et l'accouchement put se terminer heureusement.

Eclampsie. — Ayant réservé un article spécial au traitement de cette affection par le chloroforme (V. page 100), je crois inutile d'insister plus longuement pour démontrer que cet agent est complétement innocent des accidents de ce genre dont on a pu l'accuser. La science possède aujourd'hui assez de faits probants en sa faveur pour rejeter le cas publié par Wood (*Lond. Med. Gaz.*, 1847) :

La femme dont il donne l'observation fut anesthésiée et prise d'éclampsie six heures après l'accouchement; on cite partout cette observation qui cependant ne nous paraît pas devoir entraîner la conviction.

Robert Lee et Ramsbotham craignent que le chloroforme ne produise l'éclampsie et la manie puerpuérale, sans citer toutefois des faits à l'appui, tandis que Brown-Séquard le donne pour guérir ces mêmes affections.

Mort subite. — Des exemples malheureusement trop fréquents de mort subite survenue pendant l'administration des anesthésiques et observés par les chirurgiens les plus prudents devaient faire craindre que pareil malheur ne survînt chez les femmes soumises à l'influence du chloroforme pendant l'accouchement. Cette crainte a certainement, en France surtout, empêché bien des accoucheurs d'user du chloroforme pendant le travail naturel. Certes leur crainte était légitime et doit être respectée, mais il faut cependant aussi se ranger à l'évidence, compter avec les statistiques, avec les faits publiés jusqu'à ce jour ; leurs inquiétudes diminueront et s'effaceront peut-être quand ils verront que de toutes parts l'on s'accorde à ne citer aucun fait malheureux. Jusqu'à présent, *aucun cas authentique de mort subite* survenue sous l'influence du chloroforme chez les femmes en couches n'a été signalé, et ce n'est pas seulement en France, mais en Allemagne, en Amérique, en Angleterre, la terre classique de l'anesthésie obstétricale, où le docteur Ch. Kidd (1) estime à plus de 100,000 les cas où le chloroforme a été administré aux femmes en travail ; à Londres seulement le chloroforme a été donné dans plus de 40,000 accouchements, et jamais l'on n'a eu de résultat fatal à constater.

Il faut dire cependant que des observations ont été publiées sous ce titre : cas de mort subite sous

(1) Ch. Kid, Dublin quart. Journ. of Med. science, may 1864, p. 323.

l'influence des anesthésiques pendant l'accouchement. Trois observations de ce genre ont été insérées dans divers journaux de médecine anglais et américains. Analysons les faits, et voyons les conséquences que l'on peut en tirer : l'une de ces observations a été publiée par Murphy ; dans ce cas la mort ne survint que vingt-quatre heures après l'accouchement; la seconde est rapportée par le Dr Pomeroy de New-York : la femme mourut le lendemain de l'accouchement. La troisième est citée par le Dr Faye dans le *Schmidts Jehrbücher* (*Brit. and for. med. chir. Rev.* July, 1860) : ici le travail offrait une très-grande difficulté; on appliqua le forceps, la malade se remit parfaitement de l'effet du chloroforme et recouvra entièrement ses sens; mais elle mourut en présentant des symptômes d'épuisement provenant de la violence du travail.

Sont-ce là, nous le demandons, des exemples authentiques de mort subite, comme ces auteurs veulent bien le dire? Est-ce bien l'agent anesthésique qui a déterminé la mort dans les observations citées? Ce serait ne pas être impartial que de l'admettre. Ce n'est pas ainsi, dit Cazeaux, que sont morts les individus que les chirurgiens ont eu le malheur de perdre. C'est pendant l'administration du médicament qu'ils ont tout à coup cessé de vivre; et par cela même que, dans ces observations, il s'est écoulé un temps plus ou moins long entre le moment où l'on a cessé les inhalations et celui où la mort est survenue, je ne peux considérer le chloroforme comme la cause de ce fatal résultat.

Jusqu'à présent donc nous ne trouvons aucun cas de mort produit par l'emploi du chloroforme chez la femme en couches. A quoi tient cette immunité?..... Il a été démontré d'abord que, dans les accidents survenus par l'usage des anesthésiques, la femme y était moins sujette que l'homme; en second lieu, la pratique a prouvé que plus spécialement les femmes en couches, sans que l'on puisse en expliquer la cause, y étaient encore moins prédisposées et ce qui paraît devoir, pour nous, rendre plus explicable cet heureux résultat, c'est que il est de règle de ne pousser l'anesthésie chez les femmes en travail que jusqu'au premier degré, période pendant laquelle les accidents par le chloroforme sont rares.

L'âge du sujet doit aussi entrer en ligne de compte, et l'âge adulte étant celui des femmes en couches, il est peu fréquent de voir une affection organique grave fortement développée à cette époque de la vie.

Bien que ce soit sortir peut-être de notre sujet, nous mettons sous les yeux de nos lecteurs la liste statistique des cas de morts survenus sous l'influence du chloroforme. Dans ce tableau, emprunté au rapport du comité de la société royale de Londres, l'on pourra s'assurer qu'aucun résultat funeste ne s'est produit chez les femmes en travail.

Liste publiée par le Comité de la Société médico-chirurgicale de Londres.

Amputations........................	16
Réduction de luxations.............	5
Ablation de tumeurs................	9
Examen de lésions traumatiques......	3
Opérations sur les organes génito-urinaires de l'homme................	22
Opérations sur l'anus et le rectum....	7
— sur l'utérus....	4
— sur l'œil................	4
Hernies........	1
Castration....	4
Nécrose, resection d'os, etc...........	3
Résection d'extrémités articulaires....	2
Extension forcée des articulations....	3
Application de caustiques............	6
Opérations plastiques...............	6
Ligatures d'artères.................	2
Rétention de matières fécales (Impaction of fœces).....	1
Tumeur de la cuisse.................	1
Affection de dents..................	12
Opérations d'ongles incarné..........	5
Pour le soulagement de névralgies....	2
Delirium tremens...................	2
Manie :.........	1
Cas non définis....................	2
Total......	109

Sur ce nombre, il y a 72 hommes et 37 femmes. C'est à peu près le tiers pour ces dernières. Snow dit que la proportion ordinaire est de 3 hommes pour 2 femmes; Scoutteten, de 2 hommes pour 1 femme; Kidd, de 4 hommes pour 1 femme; Sansom, de 2,8 hommes : 1 femme.

Quant à l'âge, le maximum de la mortalité est de 30 à 45 ans.

Il est certain que tous les accidents survenus par l'emploi de l'anesthésie ne sont pas tous énumérés ici; Sabaarth donne aussi un tableau où 118 cas de mort par le chloroforme sont énumérés; ce dernier auteur croit que ce chiffre représente la totalité des accidents survenus dans les différents pays depuis la découverte du chloroforme.

M. Giraldès estime que ce nombre peut bien aller à 200; car tous les cas, dit-il, n'ont pas été publiés (*Dict. prat.*, t. II, p. 244).

Mais les accidents survenus en chirurgie ne peuvent pas être invoqués contre l'anesthésie obstétricale, qui semble exempte de dangers.

Les statistiques anglaises et américaines, dit M. Joulin, sont d'autant plus rassurantes, que les cas de mort survenus entre les mains des chirurgiens étrangers ont été signalés, et que nous n'avons aucune raison de croire qu'il n'en eût pas été de même pour les accoucheurs.

Peut-on dire pour cela que l'immunité est acquise à la femme en couches? Certes, nous n'oserions l'affirmer, nous croyons au contraire qu'on doit apporter toujours la prudence la plus extrême dans l'administration du chloroforme. Et si, pour nous, les observations que nous venons de citer plus haut, nous semblent fausses dans l'interprétation que leurs auteurs en ont faite, il convient, pour être juste, de citer une observation de Wolf, reproduite par M. le Dr Blot, dans sa thèse de concours et que l'on peut consulter aux *Observations*.

En résumé donc, jusqu'à ce jour, le chloroforme n'a pas fait de victimes dans les accouchements. Si un tel résultat est fait pour nous rassurer, il ne doit pas cependant nous faire départir des règles que nous commande la prudence.

Suites de couches, fièvre de lait, fièvre puerpuérale.

D'après l'opinion de ceux qui se sont spécialement occupés de cette question, et d'après nos propres observations, nous pouvons affirmer que rien de fâcheux ni d'irrégulier n'a été remarqué après l'emploi du chloroforme. Les tranchées utérines (1), l'écoulement des lochies, la fièvre de lait n'ont éprouvé aucun arrêt, aucnne suspension due à son usage. Dans nos observations, la fièvre de lait s'est montrée en moyenne du deuxième au quatrième jour; la sécrétion laiteuse n'a donc pas été retardée, et chez toutes ces femmes, le rétablissement a été rapide et sans aucune suite regrettable. Simpson et un grand nombre d'accoucheurs croient même que la convalescence est plus rapide. Sans avoir aucune raison à donner pour aller à l'encon-

(1) MM. Houzelot et Scanzoni donnent le chloroforme pour calmer les tranchées utérines. Blot et les autres accoucheurs préfèrent l'opium en lavement.

tre de cette opinion, nous croyons que, d'une façon générale, du moins pour les accouchements simples, l'illustre médecin écossais exagère, comme lorsqu'il dit que l'anesthésie est un moyen de mettre les femmes à l'abri de la fièvre puerpérale; du reste, si l'on consulte les faits rapportés par Simpson lui-même, par M. P. Dubois à la Maternité, par M. Blot à la Clinique de la Faculté, dans les cas d'épidémie, il est facile de se convaincre que le chloroforme n'est pas un préservatif de cette terrible affection. A ce sujet, je ne puis fournir aucune donnée, ayant été assez heureux pour n'avoir pas eu, dans le courant de cette année, à observer d'épidémie de ce genre à l'hôpital Beaujon.

CHAPITRE V.

INFLUENCE DU CHLOROFORME SUR LA SANTÉ ET LA VIE DE L'ENFANT.

D'après ses expériences, Amussat (Acad. des sciences), disait avoir observé chez des femelles pleines, qu'il avait soumises à l'inhalation de l'éther jusqu'à un degré très-avancé, que leurs petits étaient comme *engourdis* au moment où il les prenait dans la matrice. Ces résultats, dont la valeur se trouve infirmée par d'autres expériences : celles de M. Renault, à Alfort, seraient-ils vrais, qu'ils ne paraîtraient pas être d'un bien grand poids dans la question dont il s'agit, et dans des cas où l'anesthésie n'est jamais poussée jusqu'à la période que choisissait Amussat pour ses expériences.

Aujourd'hui, tous les accoucheurs sont unanimes pour déclarer que le chloroforme respiré par la femme en couches n'a aucune influence fâcheuse sur le fœtus. Dans la majorité des cas, dit Cazeaux, le nouveau-né offre son aspect ordinaire; ses cris ne sont ni moins forts, ni moins prompts à se faire entendre, et sa viabilité ne paraît nullement compromise. Simpson, Snow, Kidd, etc..., M. le professeur Dubois, MM. Danyau, Blot, le professeur Pajot reconnaissent son innocuité complète.

L'Allemagne nous a cependant donné un contradicteur dans Huter (de Marbourg), qui croyait avoir observé plus d'enfants mort-nés depuis l'usage du chloroforme. Dans des recherches chimiques sur le sang du cordon, il y trouva, dit-il, une certaine quantité de chloroforme. Il arriva à cette preuve par la méthode de Ragsky. Par ce procédé, à une température très-élevée (température du verre fondu), le chloroforme se transforme en carbone, en acide chlorhydrique et en chlore; ce dernier gaz, mis en présence de l'iodure de potassium, s'empare du potassium et met en liberté l'iode, qui, à son tour, exerce sur l'amidon son action caractéristique.

Mais ce n'est pas seulement dans le sang du cordon que M. Huter aurait pu trouver du chloroforme; dans le reste de la masse du sang, il aurait obtenu le même résultat; car ce n'est que parce qu'il passe dans le sang que le chloroforme exerce son influence sur le système nerveux.

Le professeur Spiégelberg (in *Klinik Deutch*), ne faisant que confirmer les expériences de Thomas Nunnely, observe avec raison que les petits animaux ont le pouvoir de supporter une dose de chloroforme beaucoup plus considérable que leurs mères; et les physiologistes nous ont appris qu'ils résistaient plus longtemps dans un milieu où la mort survenait rapidement par asphyxie pour des animaux plus développés.

Le chloroforme cependant n'est pas tout à fait sans influence sur la circulation fœtale. M. P. Dubois, M. Houzelot, Simpson disent avoir observé une accélération dans les battements du cœur fœtal; de 130 à 140, les pulsations ont pu s'élever à 160-170. Nous avons observé cette augmentation dans la rapidité des battements du cœur du fœtus; mais c'est surtout au début de l'anesthésie, quand le pouls de la mère elle-même devient plus rapide, et le taux passe rapidement à l'état normal.

Dans tous les cas que j'ai pu observer, l'enfant, hors du sein de la mère, ne m'a jamais paru engourdi ni asphyxié; il s'est toujours agité et a poussé ses premiers cris, aussitôt après son expulsion, et je n'ai jamais rien noté qui pût être attribué à l'emploi du chloroforme.

Sachant que quelques auteurs ont avancé que les enfants des femmes anesthésiées tombaient immédiatement après la naissance dans un profond sommeil, nous avons toujours eu soin d'interroger les mères et les nourrices à ce sujet; leurs réponses ont toujours été négatives. Ces mêmes enfants prenaient le sein lorsqu'on le leur présentait, et leur état ne m'a jamais paru différer de l'aspect des enfants des femmes non anesthésiées. Le chloroforme doit certainement passer dans le lait, comme dans les autres produits de sécrétion, mais jusqu'à preuve du contraire, nous ne croyons pas à sa mauvaise influence sur l'enfant.

Cependant Scanzoni et Chassaignac ont publié deux observations où le chloroforme administré à la mère parut déterminer le sommeil chez le nourrisson. Nous les donnons ici. Le cas de Scanzoni se rapporte à un enfant nouveau-né, celui de M. Chassaignac à un enfant de quatre mois.

OBSERVATION DE SCANZONI (1).

Une femme, récemment accouchée, était en proie à des douleurs extrêmement violentes causées par des tranchées utérines.

Scanzoni, dans le but de calmer ces douleurs, soumet, pendant cinq ou six minutes, cette femme aux inhalations de chloroforme, parce que, dit-il, les autres moyens avaient échoué.

La malade, revenue à elle depuis trois heures, donna le sein à son enfant qui, en peu d'instants, tomba dans un sommeil profond dont on ne put, pendant huit heures entières, le faire sortir par aucun moyen.

Au bout de ce temps, la somnolence fut remplacée par une agitation insolite, qui ne cessa complétement qu'au bout de deux jours.

Scanzoni, en l'absence des symptômes d'aucune maladie, n'hésita pas à penser que tous ces phénomènes étaient l'effet des inhalations de chloroforme auxquelles la mère avait été soumise.

(1) Scanzoni : Ueber die anwendung der anæsthetica in der geburtshuelflichen Praxis.

OBSERVATION DE CHASSAIGNAC (1).

Une femme âgée de 29 ans, accouchée depuis quatre mois, a commencé à ressentir, il y a trois semaines, dans le sein droit, des douleurs dépendant d'une inflammation qui a été suivie d'un vaste abcès, avec rougeur et amincissement de la peau, au côté interne du mamelon. Le surlendemain de son entrée à l'hôpital Saint-Antoine, évacuation de l'abcès par une incision de 2 centimètres de longueur; lavage abondant, pansement par occlusion. Pendant l'opération et le pansement, la malade a été soumise aux inhalations de chloroforme.

Le lendemain, nous apprenons que la malade, revenue de son assoupissement, a présenté le sein à l'enfant au bout de deux heures, et que, quelque temps après, celui-ci a été pris d'un *assoupissement*, qui s'est prolongé une grande partie de la journée, s'accompagnant d'une pâleur, qui a paru, ainsi que ce sommeil, tout à fait inaccoutumée au père de l'enfant, qui est venu voir sa femme dans la journée. Ce matin, rien d'anormal chez cet enfant; il n'y a eu hier aucun phénomène du côté du tube digestif; nous devons ajouter que toutes les personnes qui ont observé l'enfant dans la journée du 10, après qu'il eut pris le sein, se sont accordées à dire qu'il était devenu très-pâle, et que son sommeil avait été plus long et plus profond que de coutume.

CHAPITRE VI.

INDICATIONS.

Dans un rapport lu à la Société de chirurgie, en 1854, M. Laborie s'étonne du peu de sympathie que semble éveiller en France l'emploi des anes-

(1) Chassaignac : Recherches cliniques sur le chloroforme. Paris, 1853.

thésiques dans les accouchements simples, tandis qu'en Angleterre les hommes spéciaux en recommandent et en prescrivent l'usage. Suivant lui, cette indifférence des médecins français n'est pas justifiée. Nous sommes bien près de partager son avis lorsque nous consultons les travaux anglais où cette question est particulièrement traitée et où l'on trouve des statistiques prouvant l'innocuité de l'emploi du chloroforme en obstétrique.

Simpson, dès 1847, voulait que le chloroforme fût employé dans tous les accouchements, quels qu'ils fussent, simples ou compliqués, en réservant bien entendu les contre-indications formelles à son usage.

« L'habitude, les préjugés, disait-il, et peut-être aussi l'idée de l'inévitable nécesssité de la douleur, font que les médecins aussi bien que les malades regardent les douleurs de l'accouchement comme peu dignes de considération. Et cependant, la douleur qui accompagne d'ordinaire le travail naturel est aussi intense, pour ne pas dire plus, que celle qui est inséparable de la plupart des opérations chirurgicales. Je fais surtout allusion à la *douleur excessive*, à l'*angoisse* qui, dans neuf cas sur dix, accompagne le passage de la tête de l'enfant à travers le détroit inférieur et la vulve. » (1)

Bien que les faits de sa pratique ne fussent pas alors assez nombreux pour pouvoir porter un jugement définitif sur l'innocuité des anesthésiques,

(1) Simpson, traduit par M. Campbell.

Simpson répondait à ses adversaires qui lui reprochaient d'avoir introduit cette nouvelle méthode, et lui demandaient *s'il était justifiable* en employant l'anesthésie dans l'accouchement naturel : « Si l'innocuité de l'anesthésie employée avec les précautions voulues, est expérimentalement démontrée, si l'on considère la vivacité des douleurs de l'accouchement, on devra retourner la proposition et dire : *est-on justifiable* en n'employant pas l'anesthésie ? *justifiable* en s'abstenant d'user d'un moyen sûr par lequel on peut annihiler et faire disparaître les douleurs de l'enfantement ?..... » Cette expérience qu'invoquait Simpson, est aujourd'hui là pour répondre. Nous avons donné plus haut la statistique publiée par le D[r] Ch. Kidd (1) sur la pratique obstétricale anglaise, on a pu voir qu'il n'y a eu à constater que d'heureux résultats. Que faut-il de plus aux détracteurs de l'anesthésie ?

M. Danyau (Mém. de la Société de chirurg.) donnait ce précepte dans les accouchements : *primo non nocere ;* les statistiques anglaises lui répondent.

M. le D[r] Er. Sansom, médecin accoucheur à King's College hospital, est aussi un partisan du chloroforme dans les accouchements simples, et dans un livre très-bien fait (2), il constate, comme ses devanciers, le peu de danger de cet agent.

Manié avec un soin tout particulier dans le tra-

(1) Dublin, quart. Journ. of. med. Sciences, may, 1864.

(2) Sansom, Chloroform., its action and administration London, 1865.

vail naturel, le chloroforme, dit-il, peut être considéré *à priori* comme sans danger, car il n'est pas nécessaire d'en pousser l'administration jusqu'au sommeil complet. L'anesthésie au premier degré suffit généralement, car la douleur est émoussée avant que le sentiment soit aboli.

Mais, pour nous, la question importante est celle-ci : dans quelles circonstances, l'accoucheur peut-il ou doit-il administrer le chloroforme?... Tout en reconnaissant la valeur de l'opinion des auteurs que nous venons de citer, nous croyons qu'on est autorisé à employer l'agent anesthésique :

1° Chez les femmes à système nerveux impressionnable, craignant la douleur, surtout chez les primipares;

2° Chez celles dont le travail est interrompu ou ralenti par une cause étrangère, pour ainsi dire, à l'accouchement lui-même, telle que : maux de reins excessifs, crampes vives et douleurs s'irradiant dans les membres inférieurs par compression des nerfs, vomissements, coliques, etc...

3° Pour faire cesser ces contractions douloureuses et irrégulières qu'on peut appeler *fausses contractions*, et qui n'avancent en rien le travail, tout en fatiguant beaucoup la femme.

4° Pour combattre, et c'est l'avis de plusieurs accoucheurs, la rigidité du col utérin.

5° On doit l'administrer surtout pendant la période d'expulsion.

6° Enfin ne faire respirer le chloroforme que sur

la demande de la femme et l'assentiment de la famille.

A. *Douleur.* — *État nerveux.* — « Ceux qui accusent l'éthérisation, qui s'efforcent d'en éloigner les esprits, disait M. Velpeau à l'Académie des sciences, savent-ils qu'on peut mourir de douleur; que la douleur épuise, que dans les opérations, une douleur excessive ou prolongée est toujours une complication grave? Songent-ils bien à la perplexité affreuse où l'on met des êtres craintifs, nerveux, pusillanimes qui se voient dans l'alternative de se résigner à des souffrances qu'ils croient insupportables, ou de se soumettre à l'emploi d'un préservatif qu'on leur présente sous des couleurs si sombres? »

Il est en effet des femmes, surtout des primipares, dont les douleurs sont tellement intolérables, qu'on en a vu devenir folles. La souffrance est funeste; la secousse imprimée à l'économie par le travail de l'enfantement a même parfois causé la mort. Les observations et la pratique de Simpson prouvent largement que, dans l'accouchement, le danger est en raison directe de l'intensité de la douleur. La souffrance est quelquefois si forte que des femmes ont été poussées au suicide, et que les législateurs anglais s'en sont émus et ont jugé cette terminaison fatale comme *digne d'indulgence.* Des mères ont pu tuer leurs enfants et les médecins légistes ont trouvé dans certains cas, l'explication de l'infanticide dans ce trouble de l'intelligence. La démence, l'épuisement, et la mort comme conséquence, voilà ce que peut amener l'excès de la douleur chez la femme en travail!

Le docteur Sansom rapporte avoir été témoin d'un cas où l'accouchement ayant pu s'accomplir par les seuls efforts de la nature, la malade se trouva dans un tel état d'épuisement, par suite de la secousse imprimée à tout le système nerveux, que pendant longtemps il douta de son retour à la santé. Dans deux autres circonstances, il dit que la mort ne pouvait reconnaître une autre cause.

M. le Dr Campbell nous racontait, il y a peu de temps, que la fille d'une de nos célébrités chirurgicales avait donné, pendant quelques heures, de très-sérieuses inquiétudes, même pour sa vie, à cause des douleurs intolérables qu'elle éprouvait et de l'exaltation cérébrale consécutive; le chloroforme fit rapidement disparaître tous ces signes fâcheux, et l'on n'eut aucun accident à déplorer.

Cazeaux dit, dans son *Traité d'accouchements* : « que le travail de la parturition exerce sur l'état physique et moral de la femme une influence bien manifeste, et qui, *malheureusement*, *est presque complétement négligée*. La violence des douleurs plonge quelquefois la femme dans une vive anxiété, et trouble ses facultés à tel point qu'on la voit se livrer à des actes de violence envers les personnes qui lui donnent des soins.

Cette agitation très-modérée, quand la marche du travail est régulière, devient excessive lorsqu'une cause quelconque vient l'enrayer ou la prolonger outre mesure. Chaque douleur débute par un tremblement presque convulsif des membres, la face est brûlante, tout le corps se couvre de sueurs, l'œil est fixe et hagard, les traits se décomposent; la malheuseuse crie, se lamente, appelle la mort, et supplie qu'on la tue ou qu'on mette immédiatement fin à ses souffrances. Le trouble des facultés, déjà assez marqué, est quelquefois complet, et les femmes disent, pendant leur délire, les choses les plus extravagantes. J'ai vu une jeune dame cesser tout à coup de se plaindre, prendre un visage riant, et après quelques phrases incohérentes chanter le grand air de la *Lucie*. Je ne saurais exprimer l'effroi que ce chant produisit sur moi et sur tous les assistants. »

Il ne faut pas croire toutefois que ces désordres aussi effrayants ne se produisent que lorsque les douleurs ont été de longue durée; on les a observés même dans un accouchement très-court, mais où la souffrance avait été portée au dernier degré. M. Montgomery qui a combattu cependant l'emploi du chloroforme, a observé plusieurs cas où les femmes déliraient complétement au moment du passage de la tête du fœtus.

Davis, Denham, citent également des cas de morts subites survenues pendant le travail, ou quelques heures après l'accouchement; chaque fois, l'autopsie ne démontra aucune lésion qui pût expliquer la mort. Pour Churchill, dans ces résultats funestes, le système nerveux céphalo-rachidien éprouve un ébranlement analogue à celui que déterminent les grandes blessures, surtout celles par armes à feu, ou les grands traumatismes auxquels succombent les malheureux ouvriers dont un membre a été broyé par une machine. Cet ébranlement nerveux, dit Churchill, existe toujours plus ou moins dans tous les cas. Après un accouchement très-naturel, la sensibilité générale est presque toujours exaltée, la lumière blesse la vue, le bruit le plus léger fatigue, et cet état doit être soigneusement respecté, sous peine d'accidents graves.

Il se passe quelquefois plusieurs jours avant que les symptômes que nous venons d'indiquer apparaissent. L'accouchée se sent tout à coup très-faible, le pouls devint petit, le visage pâlit ; l'utérus est cependant revenu sur lui-même : pas d'hémorrhagie ; soudain survient un accès de suffocation, et la malade rend le dernier soupir, sans qu'on ait pu prévoir une terminaison aussi rapide et aussi funeste. Or, dit le docteur Churchill, nous pouvons, dans la plupart des cas, préserver nos malades de ces dangers, et sans nous exposer à aucun accident, par l'emploi opportun et modéré du chloroforme.

En résumé, on voit que c'est lorsque la souffrance est extrême, ou qu'elle s'est prolongée pendant longtemps, que l'on doit avoir recours à cet agent.

B. — Enfin le chloroforme nous semble utile chaque fois que le travail est interrompu par une douleur étrangère à la souffrance de l'accouchement lui-même. Cette douleur peut, en effet, en attirant exclusivement l'attention de la femme, déranger le travail, le rendre irrégulier et plus long, sans parler des souffrances qu'elle amène. Dans cette série, nous rangerons les crampes vives, les élancements douloureux dans les membres inférieurs, amenés par la compression du plexus sacré par la tête de l'enfant, les maux de reins que les femmes supportent si difficilement. M. Montgomery rapporte dans ses écrits, un cas où il eût certainement mis le chloroforme en usage s'il l'eût connu à cette époque ; la patiente était affectée d'une contracture tellement douloureuse du sphincter anal, qu'elle en était devenue presque folle. M. Liégard, de Caen, a publié une observation de névralgie intercostale compliquant le travail naturel, et l'acuité de la douleur nécessita l'usage des anesthésiques.

Nous donnons plus loin une observation, où l'on verra que l'emploi du chloroforme fut suivi des plus heureux effets chez une primipare de 18 ans, dont le travail avait été excessivement douloureux, accompagné de maux de reins violents, de crampes, de vomissements, dont les forces étaient épuisées, et qui fut maintenue pendant deux heures sous l'influence du chloroforme. Nous sommes persuadé que l'emploi de cet agent a fait cesser non-seulement les douleurs vives que cette jeune femme éprouvait, mais qu'il a contribué à son rétablissement rapide. Le moral de cette femme était déjà très-affecté.

C. *Fausses contractions pendant le travail.*

Les contractions utérines peuvent quelquefois ne pas suivre les règles ordinaires, et au lieu de se faire en totalité, elles sont partielles, bornées tantôt au fond de l'utérus, tantôt à un de ses angles. Les douleurs sont alors continues et très-vives avec paroxysmes intermittents. On peut facilement reconnaître cet état en appliquant la main sur le ventre de la femme ; on sent alors que la tumeur utérine est irrégulière et bosselée dans certains points.

Or ces fausses contractions ne sont pas seulement douloureuses, mais encore inutiles. Il est facile, en effet, de constater que la partie fœtale n'avance pas pendant la contraction, si la poche des eaux est rompue, et on ne sent pas bomber cette dernière si la déchirure n'a pas encore eu lieu ; c'est alors que les femmes crient, se désespèrent, que le délire apparaît, que les convulsions se montrent. Il est donc important de faire cesser cette irrégularité.

On a conseillé la saignée dans le cas où la femme serait pléthorique ; quand elle ne l'est pas, l'opium est préféré ; mais, si l'opium apaise la douleur, d'un autre côté, il arrête les contractions, et l'on tombe d'un inconvénient dans un autre.

Le chloroforme, dans des circonstances semblables, me semble réunir toutes les conditions désirables de succès : il fait disparaître en effet la douleur, l'agitation qui en est la conséquence, et à l'inverse de l'opium, il n'arrête pas les contractions utérines, il en fait au contraire cesser l'irrégularité. Nous croyons que les médecins qui ont vu que le chloroforme arrêtait les contractions utérines ont eu à observer des cas où les contractions étaient irrégulières et qu'ils n'ont pas su distinguer l'action du chloroforme qui venait régulariser ces contractions et rendait par conséquent les douleurs intermittentes, de continues qu'elles étaient. Dans l'observation que nous venons de citer, les contractions avaient pris ce caractère ; le chloroforme les modifia. Nous croyons donc pouvoir appeler le chloroforme le *régulateur des contractions utérines.*

M. Cazeaux lui-même, qui certes n'est pas enthousiaste, dit quelque part : « Les inhalations anesthésiques me semblent devoir être employées avec avantage dans ces cas de contractions partielles ou irrégulières : je les crois très-propres à modifier la surexcitation utérine, à laquelle elles sont le plus souvent liées ; et dans plusieurs cas, elles ont suspendu les contractions pour leur rendre après quelques instants leur régularité et leur efficacité normales. »

D. *Rétraction spasmodique du col utérin.*

Il peut arriver quelquefois que le col de l'utérus, après avoir subi un commencement de dilatation, est affecté d'un resserrement spasmodique, et que la dilatation commencée ne s'achève pas. On observe alors par le toucher que le bord de l'orifice est tranchant, mince, résistant, d'une température plus élevée, sensible sous le doigt ; non-seulement les femmes fortes et pléthoriques, mais celles à tempérament nerveux, lymphatique même, peuvent y être sujettes ; l'extrait de belladone appliqué sur le col a été conseillé, et pour le dire en passant, nous avons eu, dans le courant de cette année, plusieurs fois l'occasion d'en constater l'efficacité. On a préconisé aussi les bains généraux, *la saignée poussée jusqu'à la syncope.*

Mais l'emploi du chloroforme, lorsque la belladone reste sans effet, ne semble-t-il pas plus raisonnable, et ne doit-on pas le mettre en usage, plutôt que de se servir de ce moyen aussi dangereux et aussi barbare? Cazeaux croit que, dans le spasme du col utérin, le chloroforme peut rendre de très-grands services en faisant cesser les contractions partielles des fibres utérines. M. P. Dubois y avait recours souvent avec avantage ; et dans sa Thèse (Paris 1860), M. Tissier en publie un exemple que nous avons reproduit à la fin de notre thèse (voir page 112).

M. S. Tarnier ajoute, comme nous le faisions remarquer plus haut : on doit avoir recours au chloroforme avant d'en venir à la saignée poussée jusqu'à la syncope. M. le Dr Laborie, M. Harnier (de Cassel), donnent le même conseil; quant au degré de l'anesthésie, nous pensons qu'il faudrait, dans des cas analogues, en arriver à un point plus avancé que dans les accouchements ordinaires.

E. *Le chloroforme doit surtout être administré à la période d'expulsion.*

« Souvent des frissons violents accompagnent les dernières douleurs, et au moment où la tête franchit la vulve, la souffrance est si forte qu'elle semble ne pouvoir plus être endurée » (Merriman). C'est à cette dernière période, période d'expulsion, période *conquassante* que nous semble surtout indiqué l'emploi du chloroforme. Si on a préconisé son emploi dans tous les cas d'accouchements, on l'a fait avec plus de zèle que de justice : Ainsi on ne peut et l'on ne doit pas soumettre la femme qui souffre peu au même traitement que celle qui est en proie aux plus vives souffrances. Une femme multipare, chez qui le travail d'expulsion s'accompagne simplement de quelques petites douleurs, qui est déjà habituée à l'idée qu'elle peut endurer ses souffrances, ne devra pas être soumise aux inhalations anesthésiques ; mais personne ne contestera la valeur du chloroforme dans les cas où cette période s'accompagne de douleurs violentes, surtout chez les primipares.

Les accouchements sans douleur sont rares, et bien que mon expérience personnelle soit bien peu de chose, je puis assurer que jamais je n'ai vu de primipares accoucher aussi facilement que veulent bien le dire certains auteurs.

Si nous indiquons la période d'expulsion comme le moment à choisir pour l'administration du chloroforme, c'est que nous croyons que c'est la période où les douleurs sont les plus vives, les plus insupportables, celles qui, en un mot, arrachent aux malheureuses femmes, ces cris que l'on n'oublie plus quand on les a entendus une fois.

Une autre raison que l'intensité de la douleur nous fait choisir la période d'expulsion pour l'emploi du chloroforme, c'est qu'administré à ce moment il exerce son influence sur les muscles du périnée et facilite par cela même l'issue de la portion fœtale qui se présente.

M. le Dr Blot pense qu'on pourrait avoir recours à l'anesthésie quand la dilatation du col se complète. Pour lui et pour M. Danyau (*Mém. de la Soc. de chirurgie*) les douleurs de cette période, bien que moins intenses que celles qui accompagnent le passage du fœtus à travers les parties génitales externes, n'en ont pas moins quelque chose de tout particulièrement irritable, et peuvent demander l'emploi du chloroforme. En indiquant la période d'expulsion, nous n'avons pas eu l'intention de proscrire l'anesthésie à toute autre période ; elle devra être employée, quand le médecin le jugera opportun et convenable.

F. *Le chloroforme ne doit être administré dans le travail naturel que sur la demande de la femme ou l'assentiment de la famille.*

En insistant sur cette proposition, nous nous adressons aux partisans par trop zélés de l'éthérisation; car, pour nous, d'une façon générale, le médecin ne doit jamais faire une opération ou employer l'anesthésie chez un malade, sans son autorisation; je ne parle pas, bien entendu, des enfants ou des gens chez qui une opération chirurgiale est indispensable pour le maintien de la vie; dans ce cas, l'homme de l'art, s'il n'agissait pas, ressemblerait, comme le dit M. le professeur Denonvilliers (*Compendium de chirurgie*), à cet homme qui n'arrêterait pas un de ses semblables voulant se jeter à la rivière ou se briser le crâne. Le médecin serait alors coupable en n'agissant pas. Mais telle n'est pas la question : l'on peut et l'on doit se passer de l'autorisation de la femme quand une opération obstétricale est devenue nécessaire et que le médecin pense que l'administration du chloroforme, tout en lui rendant service à lui-même, est utile à la femme. C'est plutôt dans l'intérêt de l'accoucheur que nous le disons ici, et nous ne faisons que répéter les paroles d'un célèbre praticien : « Gardez-vous bien disait-il, de faire respirer le chloroforme sans la demande expresse de la femme, et sans avoir prévenu la famille; car, si au bout d'un ou plusieurs mois, une affection tout à fait étrangère vient frapper inopinément la femme confiée jadis à vos soins et que vous avez soumise à l'anesthésie, vous pouvez être certains que le mal sera jeté sur votre compte et vous serez accusé d'incurie et d'ignorance. » Cette réflexion a de la valeur, et l'on doit s'y conformer; seulement nous pensons qu'elle perdra de son prix à mesure que l'anesthésie obstétricale entrera dans nos habitudes et lorsque nous imiterons en cela l'Angleterre, où les femmes de toutes les classes de la société demandent à être accouchées par ce moyen. (For chloroform, it must be remenbered, is not given as a luxury or charity in hospitals, but as a necessity) (1).

CHAPITRE VII.

CONTRE-INDICATIONS.

Les objections que l'on a faites à l'emploi du chloroforme dans les accouchements, sont de deux ordres : les unes tirées de considérations morales et religieuses, spéculatives ; les autres sont fournies par le raisonnement et la science. Nous passerons rapidement sur les premières, les secondes doivent nous arrêter et mériter toute notre réflexion.

Un coup d'œil jeté sur les objections soulevées contre cet agent, nous aidera dans la défense que nous devons certes entreprendre. Il y a des gens qui dès le principe, se sont élevés contre tout agent quel qu'il fût, qui pût abolir la douleur; pour quelques-uns la maladie, la souffrance ne doivent trouver ni secours ni sympathie.

(1) Ch. Kidd. Dublin, quart, Journ. of med. science. May., 1864.

Ce n'est pas ainsi que la science peut avancer, et tout homme raisonnable voit combien de telles doctrines sont contraires aux instincts de notre humanité et incompatibles avec notre nature ; et il est triste de songer qu'à notre époque de pareilles idées aient été émises. En l'année 1847 et années suivantes ne vit-on pas l'illustre Simpson en butte aux attaques les plus vives de la part des docteurs de la foi, obligé d'entrer en lutte avec les évêques anglais et de faire des articles de controverse pour répondre à leurs agressions. La lumière, la vérité ont fini par percer toutes ces ténèbres, et c'est précisément en Angleterre, là où l'anesthésie obstétricale a été attaquée le plus vivement au début, que l'emploi des anesthésiques en accouchement est aujourd'hui le plus répandu ; et naguère encore (*Mém. de de la Soc. de chirurgie*) n'entendait-on pas M. le Dr Laborie donner des détails très-circonstanciés sur les nombreux accouchements de la reine d'Angleterre à qui son médecin M. Snow a fait respirer chaque fois les vapeurs chloroformiques. « Faisons donc prompte justice dit M. le Dr Blot, dans sa thèse de concours, de contre indications de cette nature qui n'ont plus besoin d'être discutées, et pour ma part je serais tout disposé à croire qu'on offense bien plus le Créateur quand on ne met pas à profit toutes les ressources que notre intelligence peut nous fournir pour le soulagement de nos semblables. »

On a dit encore qu'il y avait entre la douleur de l'enfantement et le développement de l'amour maternel, un rapport physio-psychologique comparable à l'influence réflexe physiologique qui réunit les divers organes et même les diverses fonctions du système génésique. On peut en trouver la preuve, continue-t-on, en observant ce qui se passe aux divers degrés de l'échelle animale.

Là où la ponte se fait sans douleur (insectes, poissons), aucun lien n'attache la mère aux petits. Chez les oiseaux et les mammifères, les sentiments affectifs prennent un plus grand développement; enfin, dans l'espèce humaine, une véritable passion enflamme le cœur de la mère dès qu'elle a entendu le premier cri de son enfant. On ne s'en est pas tenu là, et on a cherché si l'amour maternel est chez la femme proportionnel à l'intensité des douleurs de la parturition. Cette théorie nous semble quelque peu paradoxale, et nous aimons à croire, pour notre humanité, qu'il n'en est rien (1).

M. Tyler-Smith (*On parturition and obstetrics*) n'a-t-il pas dit encore que l'accouchement avec l'aide des anesthésiques s'accompagnait d'excitation sexuelle (*sexual emotion*) pendant ou après le travail, que l'usage des anesthésiques pouvait alors amener des scènes regrettables ! Il voit de la moralité dans la douleur, et il ne veut pas que *les mystères de Lucine se métamorphosent en orgies de Vénus.*

Il est inutile de se servir des connaissances qu'on peut avoir en mythologie pour dire que le chloroforme amène une période d'excitation pendant laquelle le patient parle des mots inconnus, un lan-

(1) Voir Dufay : *Union Médicale* 1850.

gage tout particulier; mais pour ma part je n'ai jamais vu semblable chose et je cherche inutilement une observation de ce genre. Du reste, et tout le monde est ici d'accord sur ce point, l'éther peut amener une période d'excitation expansive et gaie, mais cet inconvénient n'est pas à redouter avec le chloroforme.

Passons maintenant aux contre-indications sérieuses. Nous faisons rentrer dans cette catégorie toutes les circonstances où l'anesthésie chirurgicale est proscrite, savoir :

1° Le peu d'intensité des douleurs éprouvées par la femme en travail, surtout chez les multipares;

2° Les affections cardiaques, aortiques, pulmonaires, cérébrales;

3° Tous les états qui peuvent amener la syncope, et à ce sujet le Dr Kidd signale la syncope comme fréquente chez les diabétiques ;

4° L'anémie, une grande faiblesse, des hémorrhagies antérieures ou la crainte d'une hémorrhagie;

5° L'épuisement et l'espèce de sidération nerveuse survenant à la suite d'un travail long et pénible ;

6° L'apparition de tout phénomène inquiétant dès le début ou dans le cours de l'anesthésie.

Quant à l'hystérie et à l'épilepsie rangées par M. Blot dans les contre-indications, il me semble que ce devrait être le contraire : le chloroforme est un sédatif, et c'est pour cette raison, du reste, qu'on l'emploi, dans le traitement de l'éclampsie puerpérale, dont les attaques ont une si grande ressemblance avec l'épilepsie.

CHAPITRE VIII.

DES DIVERS AGENTS ANESTHÉSIQUES SUCCÉDANÉS DE L'ÉTHER ET DU CHLOROFORME EMPLOYÉS EN OBSTÉTRIQUE. — DES MÉLANGES ANESTHÉSIQUES. — DES RAISONS QUI, EN ACCOUCHEMENT SURTOUT, FONT PRÉFÉRER LE CHLOROFORME A L'ÉTHER.

Nous n'avons pas l'intention de faire ici l'histoire des agents anesthésiques, nous voulons seulement noter brièvement les différents succédanés de l'éther et du chloroforme qui ont été employés en obstétrique.

I. *Ether nitrique* (nitrate d'oxyde d'éthyle). — Cet éther, résultant de la distillation de deux parties d'alcool et d'une partie d'acide nitrique pur et d'une petite quantité d'urée, est un liquide transparent, incolore, d'une saveur douce et agréable. D'après M. Simpson qui l'a employé, l'insensibilité est rapide et complète. 50 ou 60 gouttes versées sur un mouchoir suffisent pour obtenir l'anesthésie après quelques inhalations, mais on éprouve tant de plénitude et de bruit dans la tête pendant le temps qui précède le sommeil, la céphalalgie, les éblouissements sont si violents, que l'emploi de cet agent doit pour cette raison être rejeté.

II. *Aldéhyde* (hydrate d'oxyde d'acétyle), découvert par Dœbereiner et étudié par Liebig. — Produit de l'oxydation des substances alcooliques et éthérées; liquide incolore, d'une odeur forte, très-limpide, bouillant à + 21°,8 et d'une densité de 0,79 à + 18°. Cet agent a été essayé par M. Simpson, mais son inhalation a déterminé une toux très-fatigante et une gêne très-considérable de la respiration. Cinq fois M. Simpson l'a expérimenté, et il n'a réussi qu'une fois à produire l'anesthésie. Chez les quatre autres personnes, il fut obligé d'en interrompre l'emploi à cause de la dyspnée dont elles furent atteintes.

III. *Liqueur des Hollandais* (chlorhydrate de chlorure d'acétyle). — M. Simpson en fit également l'essai; mais, comme pour le corps précédent, il en suspendit bientôt l'emploi, quoiqu'il l'eût reconnu capable d'amener l'insensibilité. La liqueur des Hollandais inhalée amène une irritation si violente de la gorge qu'il est impossible au malade, à moins d'un grand courage, de continuer à le respirer.

IV. *Benzine*. — La benzine, obtenue d'abord par Faraday, en comprimant le gaz oléfiant, puis par Pelligot et Mitscherlich, au moyen de la distillation de l'acide benzoïque avec un excès de chaux, peut aussi produire l'anesthésie. Mais, d'après M. Simpson, elle détermine une sensation insupportable de bruit dans la tête, et, d'après le Dr Snow, elle amène des accès convulsifs.

V. *Bisulfure de carbone* (Liqueur de Lampadius). — liquide transparent, incolore, volatil, d'une saveur piquante, et d'une odeur désagréable fut employé par M. Simpson en accouchement. La femme fut soumise à l'inhalation pendant trois quarts d'heure avec des intermittences. Après quelques inspirations elle tomba dans l'insensibilité, mais une insensibilité bien différente de celle produite par le chloroforme. Les contractions de l'utérus étaient suspendues ou diminuées, et après une ou deux minutes l'anesthésie disparaissait. La femme eut des nausées et des vomissements. La respiration, la circulation étaient extrêmement accélérées. Devant un résultat semblable, M. Simpson recourut alors au chloroforme, et aussitôt un sommeil tranquille pendant lequel l'accouchement se termina heureusement, succéda à cet état inquiétant.

Depuis, M. le Dr Delpech a démontré que les inhalations de sulfure de carbone pouvaient devenir la cause d'accidents très-graves, résultant de l'action de ce sulfure sur le système nerveux. Ces accidents sont très-communs chez les ouvriers en caoutchouc.

VI. *Amylène*. — L'amylène est un carbure d'hydrogène, d'une odeur se rapprochant de celle du naphte, désagréable quand il n'est pas très-pur.

C'est à M. Snow, que l'on doit l'introduction de cet agent dans la pratique. Son action est à la fois plus rapide et de plus courte durée que celle du chloroforme. Il n'a pas l'inconvénient d'exciter la toux ou les vomissements. Le pouls reste large, plein et fréquent. Malgré ces avantages, l'amylène, en raison de son odeur désagréable, de la fugacité de ses effets, de la difficulté de sa préparation, et de la nécessité d'un appareil pour l'administrer, n'est pas appelé à détrôner le chloroforme.

En France, l'amylène a été appliquée à la pratique des accouchements par M. le professeur Stoltz.

Mélanges anesthésiques. — Le chloroforme a toujours été et est encore à Paris, en obstétrique surtout, préféré à l'éther ; cependant il faut reconnaître que ce dernier agent présente des avantages assez sérieux pour que des accoucheurs aient voulu les mettre à profit en le mélangeant au chloroforme, et en constituant ainsi un liquide mixte, intermédiaire sous le rapport de l'intensité, entre ces deux agents.

En Angleterre ces mélanges sont usités et récemment encore M. Isaac Brown faisait devant la société Harveienne de Londres, une communication à ce sujet.

Nous trouvons dans un numéro de la *Gazette hebdomaire* du 3 mai 1867, un compte rendu de cette communication, fait par notre collègue et ami Hénocque.

Nous citons textuellement :

« L'éther ne saurait être employé à cause de la grande quantité de cet agent nécessaire pour produire l'anesthésie, et à cause de son odeur désagréable. Le chloroforme produit trop rapidement l'anesthésie. M. Brown emploie un mélange composé de deux parties de chloroforme pour une d'alcool. De plus, il fait distiller dans cet alcool les huiles essentielles qui entrent dans la préparation de l'eau de Cologne. Il donne à la mixture ainsi préparée le nom de chloroéthérine, et ce composé serait un éther chlorique.

« Depuis qu'il a présenté cet agent anesthésique à la Société obstétricale, il a eu l'occasion d'en faire un fréquent usage dans sa pratique et en présence de confrères. Il l'administre sur un mouchoir plié en cône, et en général ne l'emploie que lorsque le col est dilaté, excepté dans le cas de rigidité du col, où quelques inhalations suffiraient pour produire rapidement la dilatation.

« Le but que M. Brown croit avoir atteint est de produire une dilution du chloroforme, et, en outre, les huiles aromatiques de l'eau de Cologne agiraient comme stimulants légers, empêchant la narcose complète, en même temps que leur odeur rendrait plus supportables les débuts de l'anesthésie. M. Brown cite à l'appui de sa théorie l'opinion de plusieurs médecins devant lesquels il s'est servi de sa mixture, et de l'avis de M. Sansom, bien compétent en pareil sujet, la « chloroéthérine » serait l'agent le plus simple, et le plus efficace à utiliser pour l'anesthésie dans les accouchements. Les membres de la Société ont exposé leurs opinions, principalement sur l'emploi de l'anesthésie, sans juger la composition préconisée par M. Brown.

« Nous ignorons si le nombre de faits sur lesquels se base l'expérience de M. Brown est suffisant pour établir l'innocuité du composé qu'il préconise, mais il nous semble que les compositions de ce genre sont généralement assez peu en faveur. Presque toujours on recherche surtout la pureté du chloroforme pour l'anesthésie; quant au mélange d'alcool et de chloroforme l'idée n'en est pas récente, et Robert, dans son rapport à la Société de chirurgie, signalait l'emploi par M. Bigelow (de Boston) de chloroforme mélangé à parties égales avec l'alcool. Les résultats d'expériences faites par Robert furent peu favorables. D'après cet observateur, « le chloroforme, en raison de sa volatilité supérieure à celle de l'alcool, dégage d'abord ses vapeurs en quantité presque aussi grande que s'il était pur ; puis, bientôt, il ne reste plus dans l'appareil que de l'alcool. On a ainsi le double désavantage de courir au début tous les dangers de la concentration du chloroforme et de n'obtenir ensuite que des vapeurs presque entièrement constituées par de l'alcool et incapables de produire ou même d'entretenir l'anesthésie. Il appartient à M. Brown et à l'expérimentation ultérieure de démontrer si la « chloroéthérine » est un composé plus défini et plus stable. »

En 1853 déjà (*Gaz. hebdomad.*, page 124), à propos du mélange de l'éther et du chloroforme, on demandait si l'évaporation se faisait dans les mêmes proportions jusqu'à épuisement du mélange!

Voici le résultat des expériences de M. Durozier, sur ce sujet, consigné déjà dans la thèse de M. Blot. Si l'on mélange 55 grammes d'éther marquant — 63 avec 55 grammes de chloroforme marquant 149, à une température de 11° centigrade, on constate d'abord une élévation de température. Si bouchant aussitôt le mélange pour éviter l'évaporation, on attend qu'il soit revenu à la température initiale 11°, et qu'on en cherche la densité, on voit qu'au lieu d'être égale à la moyenne des densités des deux agents: éther et chloroforme, additionnées et divisées par 2, elle lui est de beaucoup inférieure. Cette moyenne est représentée par 106, tandis que celle du mélange est égale seulement à 99.

En laissant alors évaporer le mélange à l'air libre, on voit que :

Le mélange de 110 gr^es^	densité (à 11°	centigrade	=	99
Évaporé et réduit à 95	—	—	=	102
— à 80	—	—	=	105
— à 65	—	—	=	108

Ce qui veut dire :

La densité du mélange augmente à mesure que la quantité diminue; c'est une preuve que l'évaporation des deux liquides ne se fait pas proportionnellement. L'éther se volatilise plus vite que le chloroforme; que par conséquent on administre plus d'éther que de chloroforme, et qu'au bout d'un certain temps on ne fait respirer que de la vapeur de chloroforme à peine mélangée à l'éther.

Ce que nous venons d'avancer nous prouve suffisamment qu'il est préférable de s'en tenir à l'emploi d'un seul de ces agents : éther ou chloroforme, ce dernier étant aujourd'hui presque universellement employé en obstétrique.

Simpson est le premier qui administra l'éther dans le travail naturel, mais sept ou huit mois après, il le remplaçait par le chloroforme qu'il préfère pour les raisons suivantes :

« 1° Il faut beaucoup moins de chloroforme que d'éther pour déterminer l'insensibilité : 100 à 120 gouttes suffisent pour l'ordinaire, et chez quelques malades beaucoup moins ;

2° Son action est beaucoup plus rapide et plus complète, et généralement plus satisfaisante : 10 à 20 inspirations suffisent, et quelquefois moins. Il y a ainsi économie de temps pour le chirurgien, et cette période d'excitation, qui appartient à tous les agents narcotiques, étant réduite de durée ou véritablement abolie, le malade n'a pas autant de tendance à l'exhilaration et à la loquacité ;

3° La plupart de ceux qui connaissent par une expérience antécédente les sensations produites par l'inhalation de l'éther, et qui ont ensuite respiré le chloroforme, ont fermement déclaré que l'inhalation et les effets du chloroforme sont beaucoup plus agréables que ceux de l'éther.

4° En considérant la petite quantité requise comparativement à celle de l'éther, l'usage du chloroforme sera moins dispendieux;

5° Son odeur n'est point désagréable : tout au contraire. Elle ne reste point attachée aux vêtements de l'opérateur, et ne s'exhale point d'une manière fâcheuse des poumons du patient, comme cela arrive généralement avec l'éther;

6° A raison de la moindre quantité requise, il est plus facile à porter avec soi que l'éther;

7° Il n'est besoin d'aucun appareil spécial pour son administration : un peu de liquide versé dans l'intérieur d'une éponge figurée en creux ou sur un mouchoir de poche, et appliqué par-dessus la bouche et les narines, de manière à être largement respiré, suffit généralement, en une ou deux minutes, pour produire l'effet désiré (1). » (Simpson : Découverte d'un nouvel agent anesthésique plus efficace que l'éther sulfurique, 1847.)

CHAPITRE IX.

MODE D'ADMINISTRATION. — DOSE ET DURÉE. — DES DEGRÉS DE L'ANESTHÉSIE.

Nous avons dit plus haut à quelle période de l'accouchement on devait administrer le chloroforme. Examinons maintenant de quelle façon on doit l'administrer. Nous ne saurions mieux faire que de mettre sous les yeux de nos lecteurs les règles posées par la Société olestétricale de Londres.

1° Eviter, d'administrer le chloroforme immédiatement après le repas.

2° L'employer avec modération, surtout chez les primipares ; qu'il soit mélangé avec de l'air ;

3° Que l'on surveille avec un soin tout particulier le pouls, ainsi que la respiration ;

4° Ne jamais lâcher le pouls et dès qu'on le sent faiblir, cesser l'administration du chloroforme ;

5° L'administrer lentement ;

6° Si le pouls est déprimé, faire prendre à la patiente un stimulant convenable ;

7° Quand la tête porte sur le périnée, l'employer plus franchement pour favoriser le relâchement des muscles ;

8° En arrêter toujours l'administration vers la fin du travail ;

9° Dans les cas où il faut pousser jusqu'à une profonde anasthésie, il faut avoir recours à un homme compétent ;

10° Dans les cas ordinaires, n'en donner que juste la quantité nécessaire pour rendre la patiente indifférente à la douleur, et non pour lui abolir complétement le sentiment (1).

(1) Nous empruntons à M. le professeur Denonvilliers quelques-unes des propositions qu'il a résumées à la suite du rapport de Robert à la Société de chirurgie. C'est ce qu'il y a aujourd'hui de mieux établi relativement à la pratique de l'anesthésie générale.

« L'utilité de la chloroformisation se mesure non pas seulement sur la gravité des opérations, mais aussi sur leur durée, leur délicatesse, l'immobilité qu'elles nécessitent et les douleurs qu'elles occasionnent. C'est, du, reste, aux malades ou

Quand on est décidé à administrer le chloroforme à la femme en travail, on devra s'assurer de la vacuité de l'estomac, vider la vessie et le rectum et lui faire prendre alors une position horizontale dans son lit, lui enlever ses oreillers pour que la tête soit aussi basse que les pieds ; lui faire quitter tout

aux familles de se décider, après que le chirurgien les a avertis des avantages et des inconvénients de la chloroformisation.

« La pureté du chloroforme est une condition désirable. L'appareil destiné à l'administration de l'agent anesthésique doit être disposé de manière à livrer à l'air tant inspiré qu'expiré un passage large et facile et permettre à la respiration de se faire en même temps par la bouche et par le nez, enfin à pouvoir immédiatement être enlevé afin que le malade soit, au besoin, soustrait aux vapeurs chloroformiques et respire librement l'air atmosphérique.

« Ainsi se trouvent proscrits les appareils appliqués sur la bouche et sur les narines seules et ceux qui enveloppent la tête tout entière du malade.

« Le malade qu'on se dispose à chloroformiser doit, autant que possible, être dans la position horizontale.

« Avant de commencer la chloroformisation, il faut calmer le malade, s'assurer qu'il respire naturellement et lui apprendre à le faire s'il ne le sait pas, ce qui est plus commun qu'on ne le pense chez les gens qu'on veut faire fonctionner au commandement.

« Le chirurgien doit lui-même présider à la chloroformisation; son rôle consiste à surveiller l'état général du malade et à observer en même temps la respiration et la circulation. Pour cela, il tient le doigt sur l'artère radiale.....

« On débutera par des proportions très-faibles de chloroforme et on n'en élèvera la quantité que par degrés, après avoir acquis la certitude qu'il est bien supporté. L'action du chloroforme étant progressive, on parviendra à obtenir l'insensibilité et même la résolution par le seul fait de la conti-

ce qui peut entraver la respiration ou au moins en empêcher la surveillance, tels que : liens de bonnet, fichu, camisole, etc...; le décubitus dorsal nous semble bien préférable au décubitus latéral, position dans laquelle les femmes ont l'habitude d'accoucher en Angleterre. Si c'est en été, une fenêtre devra être entr'ouverte pour laisser arriver l'air frais.

Les accoucheurs anglais préfèrent des appareils spéciaux pour faire respirer les vapeurs du chloroforme. Les docteurs Sansom, Skinner et Snow, se servent d'un appareil analogue à ceux dont nous nous servons en France pour l'administration de l'éther. Ils croient que cet appareil permet mieux le libre mélange de l'air avec l'agent anesthésique.

nuité des inhalations, sans qu'il soit nécessaire de forcer les doses.

« Si la circulation ou la respiration venait à se troubler, on suspendrait la chloroformisation pour laisser au malade le temps de se remettre, et l'on recommencerait ensuite. Pour peu que le trouble des grandes fonctions se reproduisît ou acquît une certaine intensité, il serait prudent de renoncer pour l'instant au chloroforme.

« S'il était nécesaire de prolonger l'état anesthésique, on pourrait le faire, en revenant avec précaution à l'administration du chloroforme aussitôt que le malade se ranime; on a pu ainsi pratiquer sans douleur et sans inconvénient pour les malades des opérations qui n'ont pas duré moins d'une heure. Cependant toutes les fois que des grandes quantités de vapeurs chloroformiques ont été absorbées, il faut se tenir en garde contre les syncopes consécutives.

Quoi qu'on ait vu que bien rarement des accidents survenus après l'opération, la prudence exige que le chirurgien ne quitte son malade qu'après l'avoir vu parfaitement ranimé..... »

En France, on a simplifié l'appareil instrumental ; on se contente généralement d'une simple compresse, d'un mouchoir plié en double, sur la partie inférieure duquel on verse d'abord une trentaine de gouttes de chloroforme ; on applique la portion supérieure de la compresse sur la racine du nez, et on la maintient dans cette position avec les doigts d'une main, tandis que de l'autre on agite doucement la portion inférieure du linge là où l'on a versé le chloroforme, au-devant du nez et de la bouche de la patiente ; il faut avoir soin, chaque fois qu'on verse le liquide, de s'éloigner du visage de la femme, car quelques gouttes de chloroforme pénétrant entre les paupières, dans la bouche ou le nez, y déterminent une cuisson très-vive et quelquefois même une légère vésication.

C'est la méthode conseillée par M. le professeur Pajot, et c'est celle que nous avons toujours suivie.

Si la patiente parle, divague, en un mot s'il se produit de l'excitation, on continue jusqu'à ce que la sensibilité soit éteinte ou du moins notablement diminuée ; ce dont on peut s'assurer en pinçant la peau.

En Angleterre, où la majorite des accoucheurs se servent d'un appareil, on peut, au besoin, se passer d'aide ; l'accoucheur peut, en même temps, surveiller la marche de l'appareil, la respiration, et tenir le pouls. En France, où la compresse est préférée, il sera nécessaire qu'un aide-médecin soit là pour surveiller la circulation, et malheureusement la présence d'un aide peut devenir, dans la pratique, une objection à l'anesthésie) pendant que l'accoucheur donne le chloroforme. Le pouls doit, en effet, être notre principal guide dans son administration, et n'avons-nous pas été peu étonné d'entendre dire, par un chirurgien de Paris, que les signes fournis par le pouls étaient inutiles, et que la vue des mouvements respiratoires seuls pouvait suffire!

Le Dr Robert Dyce a publié, en 1857, dans le *Medical Times and Gaz.*, un travail sur l'importance du pouls dans ses rapports avec l'influence du chloroforme.

Dans ce mémoire, ce médecin dit que, lorsqu'il administre cet agent, il ne s'attache qu'à surveiller la circulation; il ne quitte pas l'artère du doigt, et par la rapidité, la régularité et quelquefois le volume du pouls, il juge s'il faut en arrêter ou en continuer l'emploi. Tout changement rapide ou lent doit être pris en considération. Le premier et le seul indice d'un état grave est annoncé par l'*irrégularité* ou l'*intermittence* du pouls; sa plénitude et sa redondance marquent le début de l'anesthésie. Si le patient est en bonne santé, les pulsations deviennent plus rapides pour revenir bientôt au chiffre habituel pendant toute la durée du sommeil anesthésique.

On a remarqué en outre que, lorsque le malade perdait ou était sur le point de perdre une grande quantité de sang, qu'une faiblesse ou qu'une syncope étaient imminentes, les pulsations devenaient immédiatement plus faibles, mais plus rapides.

Nous mettons donc en tête des précautions à prendre pendant l'anesthésie : la surveillance de la circulation.

Doit-on, comme le voulait Simpson, commencer l'inhalation par de fortes doses?

Nous ne le croyons pas, et ce n'est pas seulement en obstétrique, mais dans les opérations chirurgicales que ce mode d'administration doit être proscrit. La prudence s'y oppose, et nous pensons que ce serait se mettre en dehors des principes de la thérapeutique que de vouloir faire subir tout à coup à l'organisme une influence à laquelle il ne peut s'habituer que peu à peu.

La clef d'un heureux emploi du chloroforme dans les accouchements simples, dit Sansom, est donnée par ces deux mots : *petites doses* (small doses). Snow et la plupart des accoucheurs anglais, MM. Blot et Pajot, qui ont traité cette question, sont du même avis, et pensent que c'est une condition de succès.

Il est vrai de dire que, lorsque Simpson donnait le conseil de l'*inhalation brusque*, il se servait de l'éther, et qu'en agissant énergiquement il supprimait cette période d'excitation amenée par cet agent; mais avec le chloroforme une précaution semblable est inutile.

Les inhalations doivent en outre être intermittentes, et quand la femme repose tranquillement entre deux contractions, on doit enlever la compresse et attendre que la physionomie de la patiente exprime quelques signes de souffrance pour administrer de nouvelles doses.

Pendant tout le temps que dure l'anesthésie, on doit observer autour de la femme le plus grand silence, et toute conversation doit être proscrite.

Enfin, dès que l'accouchement est terminé, il faut suspendre aussitôt les inhalations et réveiller la femme en lui jetant au visage quelques gouttes d'eau fraîche, et en faisant arriver dans la chambre un courant d'air frais. On doit en outre rester près de la femme jusqu'à ce qu'elle soit complétement éveillée; on peut alors faire la délivrance, qui ne nécessite généralement pas l'usage et la continuation de l'anesthésie.

Il n'est pas possible de déterminer d'avance quelle dose on devra administrer et quelle sera la durée du sommeil anesthésique. Ces deux questions sont soumises à une masse de considérations et d'influences que la prévision ne peut atteindre. Pour ce qui est de la dose, elle variera avec les femmes soumises à l'anesthésie, avec le degré que l'on veut obtenir, avec la période à laquelle on administre l'anesthésique.

Il y a en effet une différence de sensibilité en obstétrique comme en chirurgie : telle femme sera influencée par quelques inhalations, d'autres, au contraire, exigent des inhalations répétées et plus longues. Chez quelques-unes, on observe tantôt un calme complet; d'autres se plaignent, font des mouvements pendant la contraction, et une fois revenues à elles-mêmes, elles n'ont pas le moindre souvenir d'une souffrance quelconque. D'autres ont parfaitement conscience de ce qui se passe autour d'elles, elles semblent comme assoupies, et peuvent répondre aux questions qu'on leur adresse. Chez quelques-unes enfin, et avec les mêmes doses de chloroforme, la sensibilité n'est qu'affaiblie et émoussée.

Ce que nons venons de dire s'applique à l'emploi des anesthésiques pendant le travail naturel ; mais, quand il s'agit de pousser plus loin l'insensibilité, dans les cas de version, d'application du forceps ou de céphalotribe, etc., la dose, bien entendu, doit être plus élevée et se rapprocher de celles mises en usage dans les opérations chirurgicales.

100 à 120 gouttes, dit Simpson, suffisent en général pour un accouchement ordinaire; mais il est allé jusqu'à en employer 125 grammes, et s'il fallait établir une moyenne, nous dirions que 20 à 30 grammes sont la dose ordinaire, du moins dans les cas que nous avons observés.

La durée, pas plus que la dose, ne peut être soumise à des règles certaines. La seule chose à noter, c'est que l'anesthésie a pu être continuée pendant très-longtemps sans inconvénient. Ainsi M. Chailly-Honoré donne une observation où une femme en travail fut soumise, par intervalles il est vrai, aux inhalations chloroformiques, depuis 8 heures du soir jusqu'à 10 heures du matin. M. Snow a prolongé les inhalations pendant huit heures, et Protheroë Smith pendant ving-huit heures et demie. Dans nos observations, le maximum de la durée de l'anesthésie a été de deux heures. L'explication de l'innocuité de l'anesthésie ainsi prolongée est dans la faiblesse des doses et l'intervalle des inhalations qui, de cette façon, peuvent être continuées tout le temps nécessaire.

Des divers degrés de l'anesthésie. — Nous avons dit qu'on ne devait pousser les inhalations que jusqu'au premier degré dans le travail naturel, définissons ce que l'on entend généralement par là.

L'homme soumis aux vapeurs de chloroforme présente successivement divers phénomènes qui peuvent être rangés en trois catégories ou degrés basés sur le moment de leur apparition et sur leur importance pronostique.

Voici comment M. Sansom les définit :

1er *degré.* Sopor. — Il y a, à cette période, un léger sommeil, une demi-conscience comme dans le rêve, et fréquemment une connaissance de ce qui se fait autour de nous ; il y a de plus une perte de sensation presque complète.

C'est le degré convenable pour les petites opérations et le travail naturel.

2e *degré.* Stupor. — A cette période, absence complète de conscience; état de quiétude, les signes qui l'indiquent sont : 1° L'apparition et la persistence d'un *tremor* involontaire des muscles dans le cours de l'administration (contractions fibrillaires), il est d'autant moins violent que la vapeur anesthérique est administrée plus graduellement ; 2° l'absence de clignement, d'aucune expression de douleur lorsque la peau est pincée ou tendue. C'est le degré voulu pour les opérations chirurgicales ou obstétricales.

3e *degré :* Stertor. — Les signes de cette période sont : la respiration ronflante, la flaccidité complète des muscles ; lorsqu'on élève un membre, il n'y pas de sensation de résistance ; la pupille est dilatée.

Ce degré est nécessaire pour la réduction des luxations, des hernies, des opérations où la sensibilité persiste très-longtemps.

Quel que soit le degré que l'on veuille obtenir, l'inhalation doit être maintenue jusqu'à ce qu'on y arrive, et il faut l'interrompre quand les signes d'un degré que l'on ne veut pas atteindre sont imminents, car, comme le disent Snow et Sédillot, la quantité de chloroforme accumulée dans les poumons est alors absorbée et continue le narcotisme déjà existant.

DEUXIÈME PARTIE.

CHAPITRE X.

DE L'EMPLOI DU CHLOROFORME DANS LES OPÉRATIONS OBSTÉTRICALES.

Les opérations obstétricales, a écrit M. le professeur Stoltz, sont par elles-mêmes, plus longues, plus douloureuses que la plupart des opérations de chirurgie (1). Aussi l'emploi de l'anesthésie ne rencontre-t-il pas dans cette question beaucoup d'adversaires. Toutes les fois que l'accouchement ne peut se terminer sans l'intervention de l'art, et surtout s'il exige des opérations manuelles ou instrumentales, qui sont elles-mêmes une source nouvelle de douleur, l'emploi du chloroforme est nécessaire. La version, l'application du forceps, le décollement artificiel du placenta, et, à plus forte raison, les opérations sanglantes : La crâniotomie, la céphalotripsie, l'opération césarienne en exigent l'administration. Le sommeil anesthésique favorise non-seulement les manœuvres, mais encore place les femmes à l'abri de la douleur et des accidents, qui peuvent en être la suite; son emploi a été sanctionné par tous les hommes compétents, aussi a-t-il été peu contesté même par ceux qui se sont montrés le moins favorables à son introduction dans la pratique obstétricale.

(1) Stoltz : *Gaz. Méd.* de Strasbourg 1847.

M. le professeur Pajot, dont nous aimons à reproduire ici les opinions, a écrit (*Dict. encyclop.*) : « Telle manœuvre obstétricale, tentée sans anesthésie et réputée impraticable, deviendra possible parfois, sinon facile, lorsque la femme n'ayant plus le sentiment de la douleur et demeurant absolument immobile, permettra de la sorte à l'accoucheur de chercher sa voie avec plus de sang-froid, plus de lenteur et moins de fatigue... Résumons-nous en disant qu'au point de vue des opérations de l'obstétrique en général, la question de l'anesthésie est absolument et définitivement jugée; et le praticien n'a réellement plus le droit aujourd'hui de refuser aux femmes, sans des motifs graves, les bienfaits de l'insensibilité. »

Quelques-uns cependant ont mis en doute son utilité dans le cas d'application du forceps, principalement du céphalotribe; ils craignent que le chirurgien, n'étant pas averti par la douleur et les cris de la femme, ne pince ou déchire les parties molles avec l'instrument. Mais l'objèction n'est-elle pas un peu spécieuse? Car, lorsque l'application et la sortie du forceps sont faites suivant les règles, le sommeil anesthésique n'augmente pas les risques attachés à l'opération; et ce serait se priver d'une ressource bien précieuse que de ne pas se servir du chloroforme qui annule la douleur et rend l'opération plus facile.

Nous allons examiner successivement les différentes opérations où l'emploi du chloroforme est jugé nécessaire.

1° *Version*. — Le 1er février 1847, M. Velpeau, annonçant à l'Académie des sciences les succès de Simpson, ajoutait : « Je suis persuadé que, dans certains cas d'accouchements difficiles, lorsqu'on sera obligé d'aller chercher l'enfant dans la matrice, on pourra retirer de grands avantages des inhalations anesthésiques qui auront pour résultat de faire cesser les contractions utérines qui gênent l'accoucheur. »

A l'époque où l'illustre chirurgien de la Charité prononçait ces paroles, la question de l'anesthésie obstétricale n'était pas encore suffisamment étudiée ; l'action de l'éther et du chloroforme sur les contractions de l'utérus n'était pas démontrée, aussi n'est-il pas étonnant qu'il ait tenu ce langage. Mais aujourd'hui il est prouvé que la matrice n'est pas influencée à ce point dans ses contractions par les inhalations anesthésiques, qu'elle continue à se contracter, pourvu toutefois qu'on ne pousse pas la dose de chloroforme à un degré trop avancé ; et que, même dans la version, comme dans toute autre opération obstétricale, la contractilité ne disparaît pas. Mais M. Velpeau a raison si, par là, il veut dire que l'agent anesthésique annulant la douleur et la sensibilité utérine, fait cesser les contractions permanentes qui se développent sous l'influence du contact et de la présence de la main dans l'utérus, et qui empêchent quelquefois, par la pression énergique qu'elles exercent, les manœuvres nécessaires de s'exécuter. Sans aucun doute, dans la version, c'est un des grands avantages du chloroforme, et nous avons été à même de l'apprécier une fois.

C'est dans la version, dit le docteur Sansom, que la valeur du chloroforme est le plus marquée. Sans son emploi, la main ne peut être introduite dans l'utérus qu'avec les plus grandes difficultés. L'introduction de la main cause une grande douleur à la femme, et souvent l'accoucheur, quand il a réussi à la faire pénétrer dans la cavité utérine, ne peut supporter le resserrement de l'organe ; il est obligé de la retirer, et, en l'introduisant de nouveau, il active encore les contractions qui sont augmentées par des spasmes, de la douleur, de l'irritabilité générale.

Dans les cas, au contraire, où l'on met en usage le chloroforme, la douleur étant abolie et les contractions utérines rendues régulières par la narcose, on n'éprouve plus la même résistance, et l'opération s'accomplit avec plus de rapidité, plus de facilité, et probablement avec moins de dangers.

Il est cependant des médecins qui ont publié des observations où, comme le dit M. Velpeau, les contractions utérines s'étaient arrêtées ; nous reproduisons ici une observation de M. J. Roux, de Toulon, où cette particularité est notée. Mais, après l'avoir lue, on peut se demander si l'anesthésie n'a pas été trop loin, ou bien encore si la version pratiquée par M. Roux n'a pas été, grâce à son habileté, terminée dans l'intervalle séparant deux contractions ; car, pour la version, quelques minutes suffisent quelquefois à une main exercée pour la terminer, quand la femme se trouve placée dans de bonnes conditions, c'est-à-dire sans rétrécissement du bassin, et quand les eaux ne sont pas entièrement écoulées. (Voir l'observation de M J. Roux.)

Au fait cité par ce médecin, nous en opposons deux autres, un de M. Stoltz, un qui nous est personnel.

Dans l'observation du professeur Stoltz, il s'agit d'une jeune femme de 24 ans, primipare, au sixième mois de sa grossesse, entrée à l'hôpital des Cliniques de Strasbourg le 4 mars 1847, à sept heures du soir. Trois jours auparavant, elle avait fait une chute sur le ventre; deux jours après, douleurs au bas-ventre et à la région sacrée, écoulement de matières glaireuses et sanguinolentes. M. Stoltz l'examine le 5 mars à huit heures du matin : la matrice est fortement contractée, à forme irrégulière, saillante du côté droit. Au toucher, on sent un bras et un pied dans l'orifice utérin, c'est le pied et le bras droits; la tête est à gauche et en bas, le pelvis à droite et en haut; absence des bruits du cœur fœtal. Ethérisation à dix heures du matin. Après quelques instants, tentative d'introduction; douleurs et cris, attente de deux ou trois minutes; alors on introduit la main sans que la malade s'y oppose ou crie. Ayant saisi le pied qui se présentait à l'orifice de l'utérus, Stoltz essaya de faire la version du fœtus; la résistance utérine fut telle que les fesses ne purent pas suivre. Introduction nouvelle de la main dans la cavité utérine pour aller à la recherche de l'autre pied ; on a de la peine à pénétrer ; les contractions de l'utérus reviennent par intervalles et sont très-énergiques ; on se contente donc de tirer sur un seul pied, et, peu à peu, le bassin sort ainsi que les deux bras; mais le col se contracta tellement sur la tête qu'on dut attendre longtemps pour la dégager.

L'anesthésie avait été continuée tout le temps. La femme était tranquille et impassible; à son réveil, elle dit avoir rêvé qu'on voulait l'accoucher. Délivrance facile, suites de couches très-régulières.

Stoltz tire de ce fait la conclusion que, dans la version, comme dans l'accouchement simple, l'anesthésie ne fait pas disparaître les contractions de l'utérus, et ne vient en aide à l'accoucheur qu'en supprimant les contractions permanentes qui peuvent gêner la manœuvre.

On trouvera (page 124) l'observation de version pratiquée avec l'emploi du chloroforme, qui nous est personnelle.

En résumé, nous croyons que, dans l'opération de la version, le chloroforme est d'un avantage incontestable; il supprime la douleur, rend la femme immobile, et, tout en ne suspendant pas les contractions utérines, il les rend intermittentes, régulières, et facilite ainsi singulièrement l'opération. Quant au degré de l'anesthésie, il doit aller plus loin que dans le travail naturel, et arriver au deuxième degré, ou degré chirurgical (stupor de Sansom). L'anesthésie, poussée plus loin, pourrait sans doute influencer bien davantage les contractions utérines et en diminuer l'énergie; mais, agir ainsi, dit Cazeaux, serait imprudent.

2° *Forceps.* — L'application du forceps doit être

considérée comme une opération analogue à une opération chirurgicale ordinaire; et, si l'on songe qu'aux douleurs que son introduction procure, il faut ajouter les douleurs inhérentes à l'accouchement lui-même, on reconnaîtra que l'emploi du chloroforme dans ces circonstances est doublement légitimé. Quelques accoucheurs, parmi lesquels il faut compter Cazeaux, ont craint, comme je l'ai dit plus haut, que la femme étant dans l'insensibilité, l'accoucheur ne soit pas averti si l'instrument pince ou déchire les parties maternelles. Voici ce qu'en dit Cazeaux : « Comme l'introduction des cuillers du forceps est, en général, peu douloureuse, je conseille de n'endormir la femme qu'après ce premier temps de l'opération. »

D'un autre côté, Simpson et bien d'autres praticiens prétendent que, ce qui doit guider l'opérateur, ce n'est pas la douleur, mais la connaissance approfondie des dispositions anatomiques de la région sur laquelle il porte l'instrument. Le chloroforme vient en aide à l'introduction du forceps, parce que les doigts peuvent aller beaucoup plus loin dans les parties génitales, et cela sans amener de la douleur ou de la résistance.

Le Dr Sansom dit que le chloroforme a, en quelque sorte, pris la place du forceps; et le Dr Hall-Davis avance que cet agent rend l'extraction forcée inutile dans les cas d'agitation nerveuse et de rigidité persistante des passages. Les branches du forceps peuvent, dans quelques circonstances, dit-il, être introduites avant l'administration du chloroforme ; mais généralement, et en particulier, quand il existe une grande agitation ou que la tentative d'introduction du forceps cause une grande souffrance, il faut commencer par administrer le chloroforme, et il n'est pas prudent d'aller, comme pour la version, au-delà du deuxième degré.

L'expérience, du reste, s'est prononcée, comme pour l'opération précédente, d'une manière favorable ; et nous n'avons qu'à citer les noms des expérimentateurs : Simpson, P. Dubois, Chailly, Siébold, Villeneuve, Protheroë-Smith, dont nous donnons une observation (page 123).

Nous avons parlé plus haut d'une observation de M. Lebreton, où, dans un cas d'application du forceps, l'influence heureuse du chloroforme est démontrée jusqu'à l'évidence. Nous-même, pendant notre internat à Lariboisière, avons vu appliquer plusieurs fois le forceps avec l'aide du chloroforme; cette année encore, pour un cas de présentation du sommet avec procidence et compression du cordon, nous avons employé le même moyen, et nous avons toujours constaté les heureux résultats dus à son usage. Il serait inutile de multiplier les citations et d'insister plus longuement sur l'opportunité d'un agent dont tout le monde aujourd'hui reconnaît la valeur dans les opérations obstétricales.

3° *Délivrance artificielle.* — Dans certains cas de délivrance artificielle qui ont une grande analogie avec la version par l'introduction de la main dans l'utérus, n'est-il pas avantageux d'avoir recours également au chloroforme, qui facilitera l'extraction du placenta et épargnera les douleurs à la femme?

On trouve dans le *Journal de médecine et de chirurgie pratiques* (Tom. XIX, p. 581), une observation de M. le D[r] Le Bêle, du Mans, qui prouve l'utilité de l'anesthésie. Il s'agit dans le cas cité par M. Le Bêle, d'une jeune dame primipare, chez laquelle la délivrance rendue difficile par des contractions irrégulières de l'utérus qui avaient enchâtonné le placenta, résistait à tous les moyens que l'art recommande en pareil cas; on administra le chloroforme; la main put être introduite dans l'utérus et l'extraction du placenta se fit sans douleur. Dans ses conclusions M. Le Bêle, croit que le chloroforme agit bien plus efficacement pour faire cesser les contractions irrégulières et spasmodiques. L'observation qu'il publie lui donne raison.

4° *Opération césarienne.—Symphyséotomie.* — Nous n'insisterons pas ici sur l'opportunité de l'anesthésie; quand l'accoucheur se décide à pratiquer ces opérations, il doit les assimiler aux grandes opérations de la chirurgie et agir de même.

5° *Embryotomie. — Céphalotripsie.* — Il n'est pas besoin de s'appesantir ici sur la nécessité du sommeil anesthésique; l'introduction des instruments, surtout dans le cas de céphalotripsie et de *céphalotripsie répétée* de M. Pajot, doit être accompagnée de l'administration du chloroforme.

En dernière analyse, les opérations obstétricales à la fois sanglantes et douloureuses, réclament par leur nature et leur gravité, d'une manière plus impérieuse, l'emploi des anesthésiques.

TROISIÈME PARTIE

CHAPITRE XI.

DE L'EMPLOI DU CHLOROFORME DANS LE TRAITEMENT DE L'ÉCLAMPSIE PUERPUÉRALE.

Presque toute la matière médicale a été explorée dans le traitement de l'éclampsie puerpuérale, et c'est précisement le grand nombre de médicaments vantés contre cette terrible affection qui montre la pauvreté de la thérapeutique à ce sujet. Il en est un cependant, je veux parler du chloroforme, qui, employé déjà dans les affections du système nerveux, a obtenu dans ce cas des succès réels, qui, bien que rares lui ont néanmoins attiré l'attention et la faveur des accoucheurs.

En employant le chloroforme dans l'éclampsie, on espérait que les contractions spasmodiques et involontaires des convulsions puerpérales, seraient anéanties comme celles des muscles de la vie animale. L'expérience est venue démontrer que l'hypothèse pouvait quelquefois se changer en réalité.

C'est en 1848, que M. le professeur Richet (1) administra en France le chloroforme dans l'éclampsie. La femme était en travail et avait déjà eu une première attaque ; les inhalations réussirent ; elle accoucha d'un enfant vivant; une nouvelle attaque reparut après la délivrance; on l'arrête de nouveau

(1) *Revue Méd. Chirurg.*

par le chloroforme. La seconde observation de ce genre appartient à Gros (1), de Sainte-Marie aux Mines.

Depuis, les faits se sont répétés et ont été publiés. Il résulte de leur lecture que jamais le chloroforme n'a été nuisible, et que dans quelques cas il a été d'une utilité incontestable.

Voici les propres paroles de Cazeaux :

« *A priori*, nous étions disposé à le rejeter dans le traitement d'une maladie qui se complique si souvent de congestion cérébrale et même d'apoplexie ; peut-être est-ce avec un esprit prévenu que nous avions lu et analysé la plupart des observations publiées. Aussi, dans notre dernière édition, avions-nous proscrit leur usage dans la plupart des cas, excepté celui dans lequel le début de l'éclampsie paraît se rattacher à l'irritation toute locale d'un organe, dont l'excessive sensibilité aurait réveillé l'action réflexe des nerfs spinaux. Des faits nouveaux, publiés par plusieurs de nos collègues, ceux que nous avons pu observer nous-même, ont singulièrement modifié notre opinion : nous sommes aujourd'hui convaincu que, lorsque l'éclampsie survient, soit pendant la grossesse, soit pendant le travail, alors que la non-dilatation ou la non-dilatabilité du col rend impossible la terminaison de l'accouchement, alors que les accès, après avoir résisté aux saignées et aux révulsifs, sont très-rapprochés et menacent, par leur intensité toujours croissante,

(1) *Bull. Thérapeut.*

les jours de la mère et du fœtus, nous sommes convaincu que l'emploi du chloroforme peut rendre quelques services. Nous l'avons vu chez deux femmes suspendre complétement les accès convulsifs : dans un de ces cas, l'éclampsie avait résisté à deux saignées, aux purgatifs administrés par la bouche et le rectum, etc... Le col n'était pas suffisamment dilaté. A cinq heures du matin, j'eus recours au chloroforme, je renouvelai les inhalations au début de chaque douleur et jusqu'à neuf heures, époque à laquelle il me fut possible d'appliquer le forceps pas un accès ne se manifesta. Après l'accouchement je crus devoir cesser les inhalations, la femme reprit incomplétement connaissance, quelques tentatives infructueuses furent faites pour extraire le placenta, et quand une heure après la naissance de l'enfant, l'extraction du délivre fut pratiquée, un nouvel accès se manifesta. Immédiatement je repris le chloroforme, et la convulsion cessa pour ne plus se reproduire. La mère et l'enfant sortirent sains et saufs de cette terrible crise. »

Spengler, Scanzoni, ont fait paraître des observations d'éclampsie guérie par le chloroforme; M. le Dr Eliot, de New-York, MM. Braün, Spaeth, Messenger (*Gaz. hôp.*, 1855), lui attribuent les succès qu'ils ont eus dans le traitement de cette affection.

Nous avions recours aux inspirations de la vapeur anesthésique, disent ces médecins, au moment où surviennent les signes prodromiques de l'attaque, tels que : l'inquiétude générale, la roideur graduellement croissante des muscles du bras. Les inspirations étaient continuées jusqu'à ce que les signes prodomiques de l'attaque eussent disparu et fait place à un sommeil calme, ce qui arrivait en général au bout d'une demi-minute à une minute. Lorsqu'il n'était plus possible de couper un accès, on continuait néanmoins le chloroforme pendant l'accès, dans le but de diminuer son intensité; on avait soin de le suspendre dès le début du coma, pour laisser à l'air pur un libre accès aux poumons; le plus souvent nous avons réussi à couper les attaques, et sur sept femmes nous n'en avons perdu aucune; nous avons vu naître sept enfants vivants.

M. Dr Blot a publié, dans sa thèse de concours pour l'agrégation, une observation recueillie à la Maternité de Paris par M. Charrier, alors interne du Dr Danyau. On la trouvera à la fin de ce travail. M. Blot nous a dit lui-même avoir observé dans sa clientèle un cas d'éclampsie dont les accès traités par le chloroforme disparurent.

Nous pourrions citer encore trois observations publiées dans sa thèse par M. le Dr Frémineau; ces observations ont été recueillies à l'Hôtel-Dieu dans le service de Piédagnel.

Le Dr Richardson a fait paraître dans *New-Orleans medical and surgical journal*, mai 1858, un fait en faveur du chloroforme : il s'agit d'une jeune femme de 15 ans, enceinte de huit mois et demi, qui fut prise de douleurs utérines et de convulsions le 16 février 1854 dans la matinée. A midi, deux saignées furent pratiquées; on prescrivit des frictions stimulantes, un lavement purgatif. A 8 heures du soir un enfant mort est expulsé; une hémorrhagie considérable survient. Les accès se répètent plus intenses jusqu'à onze heures; on donne alors le chloroforme pendant un acccès; dès les premières inspirations, les convulsions furent remplacées par le calme; on répéta l'inhalation une heure plus tard; guérison rapide, sans aucun accident. Les convulsions avaient cessé définitivement après les premières inhalations de chloroforme.

Nous pourrions multiplier à l'infini les observations. MM. Barrier, de Lyon, Macarrio, Wittle, Fearn et Derby (*Lond. med. Gaz.*), Beatty, Kiwisch, Valleix, etc., ont publié des faits; seulement il est difficile, dans les cas qu'ils rapportent, de juger si c'est bien au chloroforme que la guérison est due, cet anesthésique ayant été employé concurremment avec les purgatifs, les révulsifs et la saignée.

Pendant mon internat à l'hôpital Lariboisière, j'ai pu voir deux cas d'éclampsie chez deux femmes en travail, albuminuriques. Chez la première, les accès étaient peu fréquents, peu intenses, s'accompagnant cependant d'une congestion vers la tête assez vive. M. le Dr Tarnier, alors notre maître, fut appelé, et prescrivit des émissions sanguines et le chloroforme si les attaques continuaient. Deux saignées de 300 grammes chaque furent pratiquées à trois heures de distance. Les attaques continuèrent; le chloroforme fut alors administré, et, sous son influence, les attaques parurent s'éloigner.

Comme le travail était assez avancé, la dilatation du col complète, on put appliquer le forceps et extraire un enfant vivant. Les attaques ne reparurent plus, et la femme guérit parfaitement.

Chez la deuxième, le tableau était tout différent : c'était une primipare forte, pléthorique. Pendant douze heures, les attaques se succédèrent sans interruption. Les convulsions s'arrêtaient pour laisser la femme dans le coma le plus profond ; et sans recouvrer jamais sa connaissance, elle était reprise par les convulsions éclamptiques les plus accentuées. Sur les conseils de M. Tarnier, deux fortes saignées furent pratiquées ; elles restèrent sans résultat. On eut alors recours au chloroforme qui fut continué pendant longtemps, mais qui n'eut pas plus de succès. Le soir, après l'expulsion d'un enfant mort, la malheureuse femme expirait.

Dans ces deux faits, le chloroforme n'a pas été employé seul ; il est par conséquent impossible de conclure. Dans le premier cas, il nous a paru cependant avoir eu une influence très-manifeste ; dans le deuxième, il n'a eu aucun effet.

Les urines des deux femmes furent examinées ; elles étaient albuminuriques ; mais celles de la première l'étaient peu, celles de la deuxième, qui mourut, contenaient une forte proportion d'albumine ; ce qui semblerait confirmer l'opinion de M. Imbert-Gombeyre (1), qui se base pour le pro-

(1) Imbert Gourbeyre : De l'albuminurie puerpérale, et de ses rapports avec l'éclampsie (*Mém. de l'Acad. de Méd.*, t. XX.)

nostic de cette affection sur la quantité plus ou moins grande d'albumine décelée par les réactifs.

Il serait malheureusement trop facile de rassembler les faits où le chloroforme n'a pas eu d'action sur les convulsions éclamptiques. MM. Guéniot et Bailly nous en citaient encore chacun un cas, il y a quelques jours, et M. le professeur Pajot a écrit dans le *Dictionnaire encyclopédique* que, dans une dizaine de circonstances, il a employé le chloroforme dans l'éclampsie sans avoir eu à s'en louer.

Des faits que nous venons de rapporter il résulte que le chloroforme a été utile dans certains cas, inutile dans d'autres. Cet échec était facile à prévoir, et en employant l'anesthésie dans tous les cas d'éclampsie, on devait s'y attendre. On pourrait dire avec raison qu'il est des cas d'éclampsie puerpuérale où le chloroforme peut et doit être employé et où le succès sera le résultat, d'autres où son administration sera au moins inutile.

Examinons pour cela quelles sont les causes de l'éclampsie. — Depuis les beaux travaux de Rayer de Frerichs, d'Imbert-Gombeyre (*loc. cit.*), de Devilliers fils sur l'albuminurie puerpérale, nous savons que, chez l'immense majorité des femmes éclamptiques, on trouve de l'albumine dans les urines; que cependant toutes les femmes albuminuriques ne sont pas éclamptiques; et que même, d'après M. le professeur Depaul, qui en a publié sept cas avec M. Mascarel, il y a des femmes éclamptiques sans albuminurie, mais c'est l'exception.

Quoi qu'il en soit, l'albuminurie longtemps prolongée, produit nécessairement une diminution considérable de l'albumine qui entre dans la composition normale du sang; et il est probable que ce liquide aussi altéré a sur le système nerveux cérébro-spinal une influence spéciale qui détermine des convulsions, ou, pour parler plus exactement, qui le rend plus sensible aux excitations de toutes sortes, soit externes, soit internes. Ces excitations sans influence ordinairement, déterminent dans ces circonstances un accès éclamptique.

Voilà donc la cause essentiellement prédisposante de l'éclampsie, à savoir : l'action d'un sang vicié sur les centres nerveux.

On peut prévoir d'avance que le chloroforme inhalé dans de telles circonstances ne modifiera en rien la constitution du sang et que, tant que cette cause des convulsions éclamptiques subsistera, son action se bornera à modérer les attaques convulsives.

D'un autre côté, nous avons à envisager dans l'attaque éclamptique des causes occasionnelles et c'est dans ces circonstances que le chloroforme triomphera. La primiparité, la grossesse gémellaire, les douleurs vives, les accidents qui viennent compliquer la délivrance tels que : enkystement et adhérences du placenta, caillots volumineux dans l'utérus, renversement de cette organe, peuvent amener l'*irritation directe* des nerfs de l'utérus et de la cavité pelvienne. Cette excitation transmise à la moelle épinière est de nature à provoquer l'action réflexe des nerfs moteurs. Rappelons-nous en outre les faits cités par M. Depaul, où l'éclampsie survient sans qu'on trouve trace d'albumine.

M. le professeur Sée, dans son cours professé cette année à la Faculté de médecine, reconnaît deux origines différentes à l'éclampsie puerpérale. M. Sée admet l'éclampsie albuminurique, urémique, et l'éclampsie par action réflexe.

Dans les deux cas, l'attaque convulsive seule détermine la congestion du côté de la tête. Cette congestion n'est pas la cause, mais la conséquence de l'attaque; aussi n'approuve-t-il pas la manière de faire de bien des médecins qui combattent l'éclampsie par la saignée.

A ce sujet, M. Sée, abordant la question des convulsions chez les enfants, soutient qu'elles ne s'accompagnent jamais de congestion et il les fait rentrer dans les convulsions par action réflexe. L'opinion de l'éminent professeur de thérapeutique ne semble-t-elle pas légitimer entièrement la conduite de Simpson qui fait respirer le chloroforme aux enfants atteints d'éclampsie et qui n'a eu qu'à se louer de cette méthode de traitement.

Scanzoni (et Cazeaux semble partager son opinion) divise l'éclampsie en : 1° *convulsions réflexes* provenant de l'extrémité périphérique des nerfs sensitifs qui sont irrités; 2° *convulsion spinale* provenant de la moelle épinière directement irritée, et dont l'irritation retentit aux extrémités périphériques.

Pour résumer, je citerai ce que dit M. le Dr Sansom dans son traité du chloroforme. Ce médecin soutient que, dans le traitement de l'éclampsie par le chloroforme, on peut établir trois divisions : 1° les cas où la maladie est guérie par le chloroforme ; 2° ceux qu'il modère simplement et qui, par conséquent, réclament d'autres moyens ; 3° ceux dans lesquels on doit s'abstenir de l'administrer.

Ne pas avoir établi ces trois ordres de cas a été la cause de toutes les discussions qui ont eu lieu sur la valeur du chloroforme dans cette affection.

Les cas, ajoute-t-il, dans lesquels l'éclampsie puerpérale n'est qu'un phénomène réflexe, dépendant d'une irritation locale, sont radicalement guéris par le chloroforme. Dans la forme apoplectique, l'anesthésie n'est pas contre-indiquée, mais elle doit être accompagnée de la saignée et de la médication révulsive.

Le comité de la Société médico-chirurgicale de Londres a établi dans un rapport que l'anesthésie peut être avantageusement employée pour combattre les convulsions dans l'éclampsie puerpuérale ; mais, dans la majorité des cas, son usage ne suffit pas pour dispenser de l'emploi des autres moyens usités en pareil cas, tels que la saignée qu'on ne peut négliger impunément.

Quand les convulsions surviennent dans un état avancé d'une affection des reins et quand il existe une urémie évidente (*undoubted uræmia*), il n'est pas prudent d'administrer le chloroforme.

Si les convulsions apparaissent chez une femme anémique, on ne doit se servir de l'anesthésie qu'aveç circonspection et les plus grands soins (Sansom : *chloroform in obstetric practice*).

Nous nous rangerions volontiers à l'opinion de Sansom ; mais peut-on, dans la pratique, faire aussi facilement ces distinctions et classer l'éclampsie dans un des trois ordres dont parle le médecin anglais, pour savoir si l'on doit oui ou non administrer le chloroforme ?

La distinction n'est pas facile, et nous comprenons très-bien que, dans l'incertitude où l'on se trouve ,on fasse respirer le chloroforme à une femme éclamptique avec albuminurie évidente. Cette conduite, qui du reste, d'après les observations publiées, n'a jamais eu d'inconvénients, ne peut pas trouver de contradictions, et le médecin n'est ni imprudent ni coupable en employant l'anesthésie quand les autres moyens indiqués par la thérapeutique ont déjà échoué.

CONCLUSIONS.

Nous croyons pouvoir tirer de ce qui précède et des observations ci-jointes les conclusions suivantes :

1° Le chloroforme peut diminuer, annuler même les douleurs de l'enfantement.

2° Pendant l'anesthésie, l'utérus, les muscles abdominaux continuent à se contracter régulièrement, tandis que les muscles du périnée sont généralement relâchés.

3° Le chloroforme n'exerce pas d'influence fâcheuse sur la santé et la vie de la mère et de l'enfant.

4° Jusqu'à ce jour, aucun cas authentique de mort survenue par l'usage du chloroforme dans les accouchements n'a été publié.

5° Malgré la confiance qu'un résultat aussi heureux et aussi inattendu peut nous inspirer, nous croyons cependant ne pas devoir nous départir des règles de la prudence et limiter ainsi l'emploi du chloroforme dans les accouchements simples :

On ne doit l'administrer que chez les femmes très-nerveuses et très-irritables (les primipares surtout), pour calmer l'excitation qui résulte des douleurs du travail et les troubles intellectuels qui peuvent l'accompagner ou le suivre.

Le chloroforme est indiqué toutes les fois que l'accouchement se complique d'accidents douloureux étrangers à la souffrance résultant du travail lui-même, comme les crampes, les maux de reins excessifs, les coliques intestinales vives, etc...

On ne doit pas le mettre en usage dans les accouchements naturels, simples, où la douleur est supportable ou modérée.

6° Les opérations obstétricales réclament d'une façon plus impérieuse l'emploi de l'anesthésie.

7° Dans les convulsions puerpérales, on doit avoir recours aux inhalations chloroformiques, surtout lorsque les autres moyens thérapeutiques ont déjà échoué.

8° Le chloroforme, en obstétrique particulièrement, est préféré à l'éther. Son innocuité jusqu'à ce jour a été démontrée, et nous croyons qu'il est préférable de l'employer seul que mélangé à d'autres anesthésiques.

9° On doit rejeter les appareils compliqués; une simple compresse peut suffire pour l'administrer.

10° On ne devra généralement pas dépasser le premier degré de l'anesthésie dans le travail naturel; dans les opérations obstétricales, au contraire, on pourra atteindre la deuxième période, ou période chirurgicale.

11° Les inhalations brusques et à haute dose doivent être rejetées.

12° L'accoucheur ne devra quitter la femme que lorsqu'elle sera complétement éveillée.

OBSERVATIONS

OBSERVATION Ire.

Charlotte G.., femme de chambre, 21 ans, primipare, entrée à l'hôpital Beaujon, le 29 avril de cette année. Elle est enceinte de huit mois. La conformation du bassin est normale.

Elle a fait une chute sur le siége il y a quelques jours, et les premières douleurs se sont montrées la veille à huit heures du soir. A son entrée à l'hôpital, la poche des eaux est rompue, le col largement dilaté, et la tête du fœtus commence à s'engager (position O. I. D. P.). Cette jeune femme souffre beaucoup, craint la douleur et demande à ce qu'on l'endorme. Rien ne s'y opposant, nous commençons les inhalations du chloroforme à neuf heures du matin, en présence des élèves du service. La tête commençait alors à s'engager dans l'excavation.

On verse quelques gouttes de chloroforme sur une compresse pliée en carré, et pendant que l'on tient le pouls nous faisons respirer les vapeurs anesthésiques. Il n'y a pas de période d'excitation, la respiration se fait bien, le pouls au bout de quelques instants se ralentit un peu (60 puls.) il est du reste normalement lent.

Les contractions de l'utérus et des muscles de l'abdomen continuent à se faire régulièrement. Le chloroforme n'est pas donné d'une façon continue, et nous attendons qu'un signe de douleur apparaisse de nouveau sur la physionomie de la patiente pour reprendre les inhalations. Nous n'arrivons pas ainsi à la période de résolution complète, mais à l'insensibilité; la femme s'agite un peu, pousse quelques grognements. Quand les dernières douleurs arrivent, elle ne crie pas, et la tête, après trois ou quatre contractions utérines énergiques, se livre un passage à travers la vulve. Il était dix heures du matin.

L'enfant n'est pas à terme; il crie immédiatement et ne paraît pas assoupi. Section du cordon immédiate. Délivrance facile.

La femme est facilement reveillée et nous assure à plusieurs reprises qu'elle n'a pas éprouvé de douleurs, mais qu'elle a senti passer l'enfant.

Le lendemain et les jours suivants rien d'anormal; l'enfant n'a pas dormi très-longuement et prend le sein; fièvre de lait très-légère au troisième jour. A ce moment, il se montra dans la salle, deux cas de péritonite puerpérale et cinq ou six de péritonite localisée, notamment chez ses deux voisines. Elle fut exempte de toute complication fâcheuse, et elle quittait l'hôpital avec son enfant neuf jours après son accouchement.

OBSERVATION II.

Anna F..., 22 ans, couturière, entrée à la salle d'accouchements, le 30 avril. C'est une primipare, enceinte de huit mois, brune et très-impressionable; le travail est commencé depuis la veille à neuf heures du soir.

Au moment de la visite, à neuf heures, on constate que le col est largement dilaté, la poche des eaux n'est pas encore rompue. On n'entend pas les bruits du cœur fœtal.

Cette femme éprouve des crampes vives dans les membres inférieurs, souffre beaucoup et demande qu'on la soulage.

A neuf heures et demie, la poche des eaux se rompt ; nous administrons à ce moment le chloroforme ; la patiente s'agite et parle très-peu ; le pouls est bon, la respiration se fait bien ; je ne sais si l'on poussa l'anesthésie au delà du degré voulu, mais les contractions utérines nous semblèrent retardées, mais non moins énergiques.

La femme s'agite et pousse quelques cris au moment où la tête passe. Accouchement à dix heures, d'un enfant non à terme et mort (nous n'avions pas entendu les bruits du cœur avant l'anesthésie); la connaissance revient vite et on délivre la femme au bout d'un quart d'heur.

L'anesthésie avait duré une demi-heure, et malgré les quelques gémissements poussés à la fin du travail, elle nous dit avoir à peine souffert.

Suites de couches très-régulières; sortie de l'hôpital huit jours après.

OBSERVATION III.

Félicité L..., 39 ans, entrée le 11 mai 1867, nº 15, salle Sainte-Hélène. C'est sa cinquième grossesse ; tous ses accouchements antérieurs ont été très-douloureux; le travail a commencé dans la nuit ; douleurs très-vives ; vomissements.

A neuf heures un quart du matin, nous administrons le chloroforme :

la tête n'est pas encore engagée, la poche des eaux non rompue; les battements du cœur fœtal s'entendent à gauche au-dessous de l'ombilic (pos. O. I. G. A.); il n'y a pas de période d'excitation; le pouls de la mère baisse de 6 pulsations (70 puls.), au bout de quelques minutes; les battements du cœur du fœtus sont entendus à plusieurs reprises pendant l'anesthésie et ne paraissent pas modifiés ni irréguliers. Les contractions de l'utérus ne sont pas ralenties; on arrive facilement à l'insensibilité, mais la sensation de tact est conservée.

La femme ne s'agite pas; la respiration se fait bien, le pouls est régulier, inhalations intermittentes. A dix heures un quart, rupture de la poche des eaux, période conquassante à onze heures; la femme ne semble pas souffrir.

A peine la tête de l'enfant est-elle sortie que le mouvement de dégagement des épaules s'accomplit seul. L'enfant est fort; cris immédiats.

Le placenta est extrait 20 minutes environ après l'accouchement et avec facilité, les contractions utérines continuent après l'expulsion de l'enfant.

A son réveil, la femme me demande si elle est accouchée et est tout étonnée d'apprendre qu'elle est mère. Elle a senti passer, dit-elle, mais elle n'a pas souffert.

Pendant le sommeil anesthésique, les contractions utérines et musculaires du ventre se sont maintenues régulières, et la femme, comme par un mouvement instinctif, bien qu'endormie, s'arc-boutait contre le pied du lit.

Suites de couches très-régulières; l'enfant n'a pas été assoupi après la naissance; fièvre de lait au troisième jour. La femme demande à manger le lendemain, se lève au sixième jour, et quitte l'hôpital avec son enfant, le 20 mai.

OBSERVATION IV.

Marie G....., 27 ans, primipare, entrée à l'hôpital Beaujon, salle Sainte-Hélène, n° 9, le 11 mai 1867. Elle est à terme et en travail depuis cinq heures du matin.

Dans la journée, on fait appeler à plusieurs reprises un de mes collègues de garde à cause des douleurs vives qu'elle éprouvait.

A cinq heures du soir, la poche des eaux se rompt; on constate une position *o. i. g. a.* A six heures un quart, mon collègue et ami

E. Voyet et moi nous commençons à faire respirer le chloroforme à cette femme. A ce moment, la tête descend dans l'excavation; les battements du cœur fœtal s'entendent bien et sont réguliers. Il n'y a pas de période d'excitation; la femme passe rapidement au calme le plus absolu sans période de transition. Son pouls reste aussi fréquent; les mouvements respiratoires deviennent légèrement saccadés. Nous supprimons l'anesthésie pendant quelques instants, et quand la respiration a repris un caractère normal, nous reprenons les inhalations.

Nous ne poussons pas jusqu'à l'anesthésie complète : la femme grogne, mais ne pousse pas de cris. Alors la tête arrive sur le périnée, le tend fortement, et il faut plusieurs contractions énergiques pour franchir les parties génitales externes. Expulsion d'un enfant à terme, bien constitué et criant immédiatement.

Une demi-heure après, à sept heures et demie, on la délivre.

A son réveil, la femme nous dit avoir un peu souffert. N'ayant que quelques grammes de chloroforme, nous avions été obligé de suspendre l'anesthésie, après les avoir employés, et c'est ce qui explique ici la douleur ressentie par la mère au moment du passage de l'enfant.

Les jours suivants, rien d'anormal ni de particulier à signaler. L'enfant prend bien le sein; fièvre de lait le deuxième jour. — Exeat le 20 mai.

OBSERVATION V.

Marie F....., 24 ans, primipare, entrée à l'hôpital Beaujon le 25 mai, salle Sainte-Hélène, n° 3. Forte et bien constituée; en travail depuis la veille au soir. La poche se rompt à son entrée, à sept heures du matin (pos. : *o. i. g. a.*). Douleurs très-vives; elle remplit la salle de ses cris.

Le chloroforme est administré à neuf heures et demie du matin pendant la période d'expulsion. Les contractions se maintiennent dans leur régularité normale; la femme s'agite et se plaint un peu lorsque la douleur arrive. Sommeil dans l'intervalle.

La respiration et le pouls de la mère offrent une légère accélération au début de l'anesthésie, ainsi que les battements du cœur du fœtus, mais ils reprennent vite leur taux ordinaire.

Le périnée est long à franchir. Enfin l'expulsion se fait à onze heures, et la femme, après l'accouchement, nous avoue avoir à peine senti.

L'enfant est vigoureux; il n'a pas été assoupi : il prend bien le sein. Fièvre de lait le deuxième jour.

Suites de couches très-régulières. — Sortie le 2 juin.

OBSERVATION VI.

Marie P....., 22 ans, primipare, entrée le 26 mai, à l'hôpital Beaujon, salle Sainte-Hélène, n° 12.

A dix heures du soir, la poche des eaux bombe à la vulve. Période d'expulsion. La femme se plaignant beaucoup, mon collègue Leloug et moi nous administrons le chloroforme; pas d'excitation; sommeil au bout de quelques minutes. Nous rompons alors la poche des eaux au moment d'une contraction; peu de liquide s'écoule; la tête se présente à la vulve. Deux fortes contractions suffisent pour la lui faire traverser. La femme n'a pas crié, mais, au moment des fortes douleurs, elle a remué un peu. L'enfant est chassé en entier et crie immédiatement; une anse du cordon est entortillée autour du cou. Section immédiate du cordon.

L'enfant est fort et bien constitué.

La mère reste encore pendant dix minutes environ dans le sommeil anesthésique. On la délivre au bout de vingt minutes.

Après l'accouchement et le lendemain, la femme assure n'avoir pas souffert du tout ni même avoir eu la sensation du passage de l'enfant.

Huit jours après, et sans avoir présenté rien d'irrégulier, la femme P..... quittait l'hôpital avec son enfant.

OBSERVATION VII.

Josephine F..., 21 ans, primipare, entrée, le 1er juin 1867, à l'hôpital Beaujon, salle Sainte-Hélène, n° 5.

Cette femme est à terme et est entrée à l'hôpital la veille au soir, dès qu'elle a commencé à ressentir les premiers douleurs. Lorsque nous la voyons le matin, à 10 heures, elle paraît très-agitée et dit souffrir beaucoup.

Au toucher on constate la rupture de la poche des eaux et la présence de la tête du fœtus dans l'excavation; à 10 heures, nous faisons respirer le chloroforme, au bout de quelques minutes, l'insensibilité est établie et nous y arrivons, comme nous l'avons observé dans tous les cas, sans période d'excitation; la respiration et la circulation se sont maintenues régulières, les contractions de l'utérus et des muscles abdominaux ne sont nullement modifiées.

Quand la tête a été arrivée sur le plancher du bassin, six contractions ont été nécessaires pour lui faire traverser l'anneau vulvaire. La femme très-nerveuse et craignant beaucoup la douleur, a poussé quelques gémissements lorsque la tête à passé.

L'enfant exécute avec rapidité les derniers mouvements et pousse ses premiers cris, il est fort et vigoureux. Délivrance au bout d'un quart d'heure. Pas la moindre hémorrhagie.

L'administration du chloroforme avait duré environ trente-cinq minutes; la femme avoue avoir eu une sensation très-peu douloureuse lors du passage de la tête.

Fièvre de lait au deuxième jour; l'enfant prend bien le sein et n'a pas dormi trop longtemps; au sixième jour la mère demande à se lever. Exeat le 10 juin.

OBSERVATION VIII.

Louise S..., entrée à l'hôpital Beaujon, salle Sainte-Hélène, n° 15, le 14 juin 1867.

C'est une femme très-robuste ayant déjà eu un accouchement antérieur très-douloureux. C'est sa seconde grossesse et elle est à terme. Les douleurs ont commencé à paraître à huit heures du matin; elle entre dans la journée à l'hôpital. A la visite du soir, nous constatons à première vue que la poche des eaux fait hernie en forme de boudin à travers la vulve; au toucher, nous sentons sous le doigt une partie dure, osseuse, ayant de l'analogie avec le moignon de l'épaule. Sans croire précisément à une présentation du tronc, nous prénons les dispositions nécessaires pour pratiquer la version si besoin est.

A six heures un quart, nous faisons respirer le chloroforme. Quelques inspirations suffisent pour amener un degré d'anesthésie convenable; la respiration se fait bien, le pouls ne baisse pas d'une manière sensible; je perce alors la poche des eaux avec l'ongle et je constate une présentation de la face (mento-iliaque gauche antérieure), le point osseux senti à travers les membranes était le menton. La femme est néanmoins maintenue sous le chloroforme, et en quelques contractions l'accouchement se termina heureusement.

Quelques instant après la femme se réveille et nous dit qu'elle a bien senti passer quelque chose, mais qu'elle n'a pas souffert.

Délivrance facile; pas d'hémorrhagie; cris immédiats de l'enfant; c'est une petite fille assez forte, avec une tumeur séro-sanguine aux lèves et aux joues qui lui donne un aspect au moins singulier.

Le lendemain 15, la bosse sanguine a presque disparu, il ne reste plus que de la rougeur; l'enfant n'a pas eu de sommeil prolongé et prend le sein.

Les jours suivants rien d'anormal. Sortie, le 22 juin, de la mère et de l'enfant.

OBSERVATION IX.

Alphonsine S..., 18 ans, entrée, le 22 juin 1867, à l'hôpital Beaujon, salle Sainte-Hélène, nº 14.

C'est une jeune fille très-nerveuse, primipare et complétement à terme. Le travail a commencé à six heures du matin; pendant toute la période de dilatation elle a épouvé des douleurs très-vives et des maux de reins excessifs. Les contractions utérines se font d'une manière presque continue, mais sans grande énergie; à trois heures du soir, les souffrances étant plus intolérables, l'infirmière de la salle vint nous appeler. La poche des eaux était rompue, la tête n'avait pas encore franchi le col, les douleurs de reins étaient de plus en plus fortes.

Sur les instances de la femme, nous la soumettons à l'anesthésie, il était trois heures un quart. Le calme et le sommeil succèdent bientôt à cette agitation; les contractions deviennent franchement intermittentes, et prennent de l'énergie. Dans leur intervalle, la femme repose tranquillement et fait quelques mouvements lors de leur retour; lorsque la tête arrive sur le plancher périnéal, nous en constatons le relâchement musculaire. L'ouverture vulvaire est très-étroite et nous croyons bien qu'une déchirure se serait produite si outre l'aide du chloroforme, nous n'avions pas eu le soin de soutenir aussi bien que possible le périnée. L'enfant est gros, une anse du cordon est entortillée autour du cou et tire violemment sur le délivre, nous sectionnons immédiatement, même avant l'issue complète du fœtus.

Il y a un peu d'asphyxie occasionnée par la compression des vaisseaux du cou, sur le cordon. Elle se dissipe bientôt, mouvements et cris de l'enfant.

La délivrance est facile et sans hémorrhagie.

A son réveil, la femme nous remercie avec vivacité, nous dit qu'elle a été soulagée de ses douleurs de reins dès les premières inhalations, et qu'elle souffrait tellement avant l'administration du choroforme, qu'elle croit que si on ne l'avait pas endormie, elle serait morte.

L'accouchement était terminée à cinq heures un quart. L'anesthésie avait donc duré deux heures, mais avec des intermittences. Nous avions usé de 30 à 40 gr. de chloroforme.

Le 24, les seins de la mère commencent à durcir; l'enfant tete bien; les jours suivants, rien à noter. Exeat, le 1er juillet.

OBSERVATION X.

Émilie (H.), 24 ans, primipare, entrée à l'hôpital Beaujon, salle Sainte-Hélène, 12, le 24 juin 1867.

Lorsque nous administrâmes le chloroforme à cette femme, elle était déjà en travail depuis trente-six heures. Elle éprouvait des douleurs excessivement vives dûes à la compression du plexus sacré par la tête du fœtus. La dilatation se faisait lentement et les bords de l'orifice étaient tranchants, rigides, très-chauds. L'utérus, cependant, se contractait, mais sans énergie et d'une façon presque continue. C'était bien là le type de ces fausses contractions accompagnées de douleurs de reins et de rigidité du col, que le chloroforme peut efficacement combattre.

Nous anesthésiâmes la femme à huit heures du soir. Le sommeil arriva vîte sans excitation. Les contractions de l'utérus changèrent alors franchement de caractère, et l'on put voir d'une manière bien évidente qu'elles devenaient intermittentes et énergiques. La femme ne se plaignait plus. Nons la tînmes ainsi dans l'insensibilité pendant trois quarts d'heure.

A ce moment nous touchâmes le col, et il nous parut plus souple et plus mou, sans cependant avoir complétement perdu sa rigidité. La dilatation avait augmenté, mais n'était pas encore complète. Par une circonstance indépendante de notre volonté, nous ne pûmes pas continuer plus longtemps l'anesthésie, et quand la femme fut complétement éveillée, nous quittâmes la salle. L'accouchement se fit à minuit, et le lendemain, à la visite, la femme nous dit qu'après son réveil elle n'avait plus souffert des reins, comme avant d'être endormie; que les douleurs étaient devenues plus franches, mais qu'elle avait regretté beaucoup que nous ne l'ayons pas tenue dans le sommeil jusqu'après son accouchement.

L'enfant était vivant et bien à terme. Suites de couches très-régulières.

Exeat le 6 juillet.

OBSERVATION XI.

Augustine P..., 36 ans, entre à l'hôpital Beaujon, salle Sainte-Hélène, n° 6, le 16 juillet de cette année. C'est sa cinquième grossesse. Tous ses accouchements antérieurs ont été très-pénibles et très-douloureux; elle a éprouvé chaque fois les douleurs de reins les plus vives, et elle voit arriver avec effroi l'heure de son nouvel accouchement.

Le travail a commencé le matin du 16, et continué sans interruption. Le 17, à dix heures du matin, le col est déjà dilaté; la poche des eaux n'est pas rompue; les battements du cœur fœtal s'entendent à droite au-dessous de l'ombilic; on reconnaît facilement la fontanelle postérieure. (Position o. i. d. p.) Cette femme est très-agitée, se plaint de maux de reins insupportables et demande en grâce qu'on la soulage. Les contractions utérines manquent d'énergie, ne s'achèvent pas. Nous attendons que le col soit plus dilaté. A une heure du soir, les douleurs de reins deviennent insupportables; la femme crie et se désespère; le col est complétement dilaté. Sur sa prière, nous administrons alors le chloroforme : quelques gouttes sont versées sur une compresse, et nous engageons la femme à respirer. Il n'y a pas la moindre période d'excitation, et, au bout de quelques instants, la femme P... paraît jouir du sommeil le plus calme. A partir de ce moment, les contractions utérines se succèdent avec la plus grande énergie; la femme ne pousse pas un cri; sa physionomie ne décèle plus la souffrance.

La tête s'engage alors, la poche des eaux bombe à la vulve; j'essaye de la déchirer avec l'ongle, je ne puis y parvenir; je suis forcé de me servir d'un bec de plume d'acier pour la rompre.

L'utérus continue ses contractions, et bientôt la tête paraît à la vulve et le reste suit. Au moment du passage de la tête, la femme ne pousse pas un cri.

L'enfant est gros et fort; à peine hors du sein maternel, il s'agite et crie.

La femme se réveille presque aussitôt et nous remercie avec effusion. Elle nous assure alors, et elle nous le répète le soir et le lendemain, qu'à partir des premières inhalations elle a senti que ses douleurs disparaissaient comme par enchantement. « C'est inouï, nous disait-elle, comme j'ai été soulagée. » Et bien qu'elle se rendît compte de ce qui se passait autour d'elle, elle nous affirme qu'elle n'a pas souffert, mais qu'elle a senti qu'elle accouchait.

Le réveil a été très-facile. La respiration et la circulation ont tout le temps été très-régulières, et la délivrance a pu se faire sans la moindre difficulté.

L'enfant va bien le lendemain, et n'a pas eu de sommeil prolongé.

Les jours suivants rien d'anormal.

Dans ce cas, j'ai été frappé du bon et rapide résultat que nous avons obtenu. Quelques grammes de chloroforme ont suffi pour anéantir les douleurs de reins dont se plaignaient cette femme; dès que le sommeil a paru, l'utérus s'est contracté plus énergiquement et l'accouchement qui menaçait d'être très-douloureux comme ceux qui l'avaient précédé, a pu se terminer sans souffrance.

OBSERVATION XII.

Spasme du col ayant cédé à l'emploi du chloroforme.

Au n° 2, du service d'accouchements, est couchée la nommée Zoé P...; c'est une jeune fille de 19 ans, de bonne constitution, réglée pour la première fois à l'âge de 13 ans; elle est primipare et enceinte de huit mois et demi. Cette femme a ressenti les premières douleurs, le 6 février 1859, à trois heures du matin; quatre ou cinq jours auparavant il y avait eu un œdème considérable des parties génitales, œdème qui avait disparu pour reparaître aux premières douleurs. Contractions suffisamment énergiques pendant la journée du 6 février et la nuit du 6 au 7.

Le 7, à huit heures et demie du matin, M. P. Dubois, examinant cette femme, trouve un col mince, très-tendu, rigide, et à peine entr'ouvert. Sur la lèvre antérieure il constate un bourrelet œdémateux, résistant, sur lequel s'appuyait la tête de l'enfant; cette lèvre, dure et résistante, était en même temps très-douloureuse au toucher, surtout pendant les contractions. En suivant les progrès du travail, on pouvait constater que cette excessive sensibilité du col avait pour effet de faire échouer les contractions utérines, par suite de retarder le travail. Dans le double but de déterminer les douleurs et de rendre le travail plus régulier, M. Dubois pensa à l'administration du chloroforme, se réservant, en cas d'insuffisance, de faire des incisions. Le chloroforme fut administré pendant un quart d'heure; sous l'influence des inhalations, l'agitation inhérente à la rigidité du col diminua sensiblement, et la lèvre antérieure devint moins douloureuse et moins résistante. M. P. Dubois introduisit le doigt entre la tête de l'enfant et la lèvre antérieure, parvint à repousser cette lèvre en arrière et en haut, et la tête de l'enfant franchit l'orifice. Une fois cet obstacle vaincu, l'accouchement se termina en une demi-heure, malgré l'œdème considérable des grandes et des petites lèvres. (Voir thèse citée plus haut.)

OBSERVATION XIII.

Observation de M. Protheroc-Smith (1).

Application du forceps dans un cas de bassin oblique ovalaire ; éthérisation prolongée

Une femme; âgée de 33 ans, mère de 6 enfants, robuste, quoique sujette à un rhume chronique, ressentit les premières douleurs du septième enfantement, le 28 mars 1847. Le 31 au matin, rupture de la poche des eaux et administration d'un purgatif; à onze heures et demie du soir, le col est complétement dilaté, les douleurs énergiques et fréquentes sont sans résultat.

Le 1er avril, à cinq heures du matin, on prescrit de l'opium; les contractions sont arrêtées; à six heures on donne 3 doses de seigle ergoté; les contractions deviennent plus fréquentes, plus énergiques ; elles durent un quart, trois quarts de minute et reviennent toutes les trois ou quatres minutes.

(1) Voir Lancet. 1er mai 1847.

A dix heures et demie, on fait respirer à la malade des vapeurs d'éther; toux pendant cinq minutes; ivresse sans narcotisme pendant dix minutes; l'utérus se contracte comme précédemment, sans le concours des muscles abdominaux.

A onze heures cinquante-cinq minutes, le narcotisme est complet; les membres sont la résolution; les yeux tournés en haut; la face rouge; les membres inférieurs fortement étendus; le pouls, mou et petit, à 92 pulsations; la peau est couverte de sueur; la tête est bien engagée dans le détroit supérieur; le col n'offre plus de bourrelet; on exerce les tractions avec le forceps pendant une demi-heure environ, elles paraissent sans résultat. Quand à onze heures trois quarts, la tête descend subitement dans l'excavation; quelques efforts expulsent l'enfant, qui fait entendre des cris; le placenta suit en même temps; les parties molles étaient parfaitement relâchées; l'utérus revient lui-même et peu de sang s'écoule.

Trois minutes après la cessation des inhalations et la naissance de l'enfant, l'accouchée se reveille, elle a eu conscience de l'expulsion du placenta, mais elle ne sait rien de l'application du forceps, ni de la naissance de l'enfant; avec l'expulsion du placenta les contractions avaient cessé; elles revinrent immédiatement par l'introduction du doigt dans le vagin et si énergique, que l'utérus descendait jusqu'à la vulve. Elles cessèrent immédiatement dès que le doigt fut retiré.

Le 6. La mère était rétablie; l'enfant est vigoureux et bien portant, quoique la tête ait été comprimée en traversant la filière du bassin et qu'une bosse sanguine se soit produite en arrière et en haut du pariétal droit.

OBSERVATION XIV.

Présentation de l'épaule; version pratiquée avec l'aide du chloroforme.

Victoire B..., 25 ans, entrée, le 31 mai 1867, à l'hôpital Beaujon, salle Sainte-Hélène, nº 10.

Cette femme est à terme et enceinte pour la seconde fois, son premier accouchement a été très-naturel; dans le cours de sa grossesse actuelle elle a toujours été très-fatiguée, et sujette à des vomissements presque quotidiens.

Le 1er juin au matin, le col n'est pas arrivé à sa dilatation complète. La poche des eaux bombe et l'on ne peut pas atteindre avec le doigt une partie quelconque du fœtus. Le ventre a une forme carrée évidente. Les battements du cœur fœtal s'entendent avec beaucoup de difficulté au-dessous de l'ombilic et sur une ligne presque verticale ; ils sont irréguliers et très-faibles.

Tous ces signes nous font craindre une présentation du tronc ; mais, comme le col de l'utérus n'est pas encore suffisamment dilaté et la poche des eaux rompue, nous attendons.

Après midi nous revenons voir la femme. Dilatation complète du col, poche des eaux bombant toujours sans que le doigt poussé le plus haut possible puisse reconnaître la présentation. Dans une de ces explorations, la poche se rompt et il s'écoule une grande quantité de liquide mêlé à du méconium.

Nous sentons alors à l'orifice utérin une main, la main droite, et au-dessus du membre supérieur, des saillies osseuses que nous reconnaissons être des côtes. (Pos. ceph. iliaque droite, épaule droite.)

La version était indiquée, mais malgré la célérité que nous mîmes à faire nos préparatifs, il s'écoulait continuellement de l'eau, et comme la femme en avait déjà perdu beaucoup lors de la rupture de la poche, cette circonstance rendit la manœuvre bien plus longue et bien plus difficile.

Il était deux heures et demie. Nous faisons entendre à la femme qu'une petite manœuvre est nécessaire pour l'extraction de son enfant, et nous la soumettons aux vapeurs de chloroforme. Dix minutes environ après la première inspiration, croyant le moment opportun, et la femme étant placée en travers de son lit comme pour l'application du forceps, mon collègue de garde Hénocque introduit dans le vagin sa main préalablement enduite de cérat sur sa face externe, pendant que je fais respirer le chloroforme. L'introduction de la main fut sentie par la femme; l'utérus se contracta violemment, et comme l'épaule était déjà engagée et que le bras procidait dans le vagin, il nous fut facile, en tirant la main dehors, de reconnaître la main droite. Cependant l'orifice utérin est traversé; la tête est dans le flanc droit, les pieds de l'enfant sont en haut et au fond de l'organe. Les contractions utérines, bien qu'intermittentes, sont tellement énergiques que mon collègue dut retirer son bras fatigué.

Je lui succédai pendant qu'il tenait la compresse de chloroforme, et après une introduction lente et difficile, à cause de l'énergie de la contraction utérine, j'arrivai au fond de l'utérus et je pus saisir un pied que j'amenai dans le vagin. Un lacs y fut attaché, et les tractions durent être soutenues assez longtemps pour le tirer en dehors. Mon collègue Hénocque reprit alors, alla à la recherche du second pied, et, tirant sur les membres inférieurs de l'enfant, il ne put que dégager le bassin et le tronc. La tête se présentait l'occiput tourné du côté du pubis, et il fallut faire la manœuvre du doigt introduit dans la bouche de l'enfant pour la dégager.

Il était quatre heures lorsque l'accouchement fut terminé. L'enfant était mort. La femme fut replacée dans son lit.

La patiente avait été maintenue une heure et demie sous le chloroforme et d'une façon presque continue. Malgré cela, nous devons dire que nous n'obtînmes pas un sommeil complet; la femme poussait des gémissements, s'agitait même plus qu'elle n'aurait dû le faire si elle avait été endormie au degré voulu. A son réveil cependant, elle nous dit n'avoir pas beaucoup souffert, et elle ne se rappelait pas avoir crié ou remué. Pendant la narcose, les contractions utérines se maintinrent dans leur intermittence et dans toute leur énergie, mais elles ne furent pas *continues*. Cette puissance de contraction, jointe à l'écoulement presque complet des eaux de la poche amniotique, nous rendit la manœuvre très-fatigante.

La délivrance fut facile; il n'y eut pas d'hémorrhagie. Le lendemain, 2 juin, la femme se plaint d'uriner difficilement; par le cathétérisme, il s'écoule de l'urine rougeâtre et fortement chargée; le ventre est ballonné (glace sur le ventre; diète). — L'utérus n'étant pas bien revenu, on prescrit 2 grammes de seigle ergoté. Huile de ricin le troisième jour et continuation de la glace sur le ventre.

Le 9 juin, tous ces symptômes s'amendent. La femme demande à manger, n'a plus de fièvre et urine facilement.

Le 11 juin, elle se lève, et le 14 elle part pour le Vésinet dans le meilleur état possible.

La pureté du chloroforme dont nous nous servîmes en cette occasion nous ayant inspiré quelques doutes, nous priâmes M. Adam, pharmacien en chef de l'hôpital Beaujon, d'en faire l'examen. C'était le chloroforme des hôpitaux. Le lendemain M. Adam nous confirma dans notre soupçon, et c'est ce qui nous expliqua pourquoi l'insensibilité dans cette circonstance, n'avait pas été complète, bien que les inhalations chloroformiques n'aient presque pas été suspendues.

OBSERVATION XV.

Observation de M J. Roux.

Présentation de l'épaule avec sortie du bras. Version dans l'état d'éthérisme Succès.

Mme F....., âgée de 26 ans, d'un tempérament sanguin et parfaitement constituée, mère de deux enfants, dont le second, ayant offert une présentation du bras et de l'épaule, avait nécessité la version, était pour la troisième fois en travail d'enfant, lorsque je fus appelé le 8 juillet 1847, à onze heures du soir, pour lui donner des soins.

Elle était assistée d'une sage-femme qui me dit que les douleurs existaient depuis vingt-quatre heures, d'abord faibles et éloignées, et ensuite assez fortes et plus rapprochées. Elle ajouta qu'elle avait cru sentir un bras dans la poche des eaux, non encore brisée; que cependant, comme des eaux s'étaient échappées en assez grande abondance et qu'il continuait de s'en écouler. encore, et que les membranes étaient ouvertes dans un point assez élevé, j'attendis donc l'apparition d'une douleur pour explorer les parties et reconnaître où en étaient les choses. Je conseillai à la malade, qui était couchée, de se lever et de se promener dans l'appartement, ce qu'elle fit sans le secours de personne.

Après une demi-heure d'attente, une très-légère douleur se faisant enfin sentir, je fis asseoir la malade sur le bord d'un fauteuil, et, examinant où en était le travail, je reconnus qu'un bras de l'enfant arrivait jusqu'à la vulve, que sa main l'ouvrait et se fermait, que la poche des eaux était déchirée, et que l'utérus, largement dilaté, n'était le siége d'aucune contraction dans son corps et d'aucune rigidité dans son col.

Mme F..., qui avait de justes motifs de craindre que cet accouchement ne ressemblât au dernier, qui avait exigé la version et annoncé de vives souffrances, était en proie à une grande agitation et à de funestes pressentiments.

Dans cet état moral et physique, je compris tout l'avantage qu'il y aurait pour la mère et l'enfant à plonger la première dans l'éthérisme, et à pratiquer la version du second dans l'état de complète insensibilité. J'appliquai donc immédiatement mon sac à éthérisation, et après deux minutes d'une respiration facile de vapeurs éthérées, le sommeil fut obtenu ; je m'assurai que la résolution des muscles était entière, l'insensibilité absolue, et, après avoir attendu quelques secondes encore pour que les effets fussent plus durables, j'introduisis ma main gauche dans le vagin, et faisant aisément rentrer le bras du fœtus dans l'utérus d'où il était sorti, je reconnus que la tête de celui-ci correspondait à la fosse iliaque droite, le dos aux téguments du ventre, et l'abdomen à la colonne vertébrale de la mère. Je retirai aussitôt ma main gauche, et, la remplaçant immédiatement par la droite, portée jusque dans la cavité utérine, je constatai l'absence de contraction dans le col, le corps de l'utérus, les muscles abdominaux, et je saisis un pied, que j'attirai avec difficulté. Cependant, après quelques tractions modérées, le membre saisi dépassa la vulve ; il me fut alors facile de dégager le second ; le corps les suivit, la tête s'arrêta un instant au détroit supérieur ; le périnée n'opposa pas de résistance, et l'enfant fut extrait vivant. Je crus alors convenable de profiter de l'état d'insensibilité pour hâter la délivrance, et après quelques tractions suffisantes exercées sur le cordon, je fus chercher le placenta, que j'entraînai au dehors avec la main. Il me fut alors facile de nouveau de reconnaître que la matrice n'était encore le siége d'aucune contraction évidente.

Durant toutes ces manœuvres l'utérus semblait donc être resté immobile, puisque ma main n'avait senti de contraction ni au fond, ni au corps, ni au col de l'organe, et que je n'avais rien constaté du côté des muscles abdominaux. La femme était demeurée impassible, et l'accouchement se fût terminé dans un silence absolu si la malade n'avait poussé un cri au moment où la tête de l'enfant s'étant, comme je l'ai dit, un instant arrêtée au détroit supérieur du bassin, n'avait nécessité pour le franchir de plus fortes tractions. Il faut remarquer que j'avais cru convenable de faire un moment suspendre les inhalations éthérées avant l'entière extraction du fœtus, que le cri s'est fait entendre pendant cette interruption, et que d'ailleurs, une fois revenue à elle, la malade a déclaré n'avoir pas rapporté ce cri à la douleur qu'elle aurait éprouvée, puisqu'elle répétait qu'elle n'en avait ressentie aucune.

Immédiatement après l'accouchement, Mme F... a recouvré la plénitude de ses facultés : elle a parlé, senti les pincements de la peau qu'on lui faisait subir ; et cependant une minute s'était à peine écoulée qu'elle était reprise d'insensibilité complète et de résolution des membres, bien qu'elle n'eût pas été soumise à de nouvelles aspirations d'éther. Cette insensibilité consécutive ou rémittente, et je puis ainsi m'exprimer, n'a pas été de longue durée ; bientôt l'utérus s'est contracté avec force, en formant à la région hypogastrique une masse globulaire douloureuse et résistante.

Le calme le plus profond a suivi la scène que je viens de décrire. Le huitième jour de l'accouchement, la mère est sortie avec son enfant.

OBSERVATION XVI.

Observation citée dans la thèse d'agrégation de M. Blot, page 73.

M. Wolff, appelé en consultation dans une ville voisine, par ses amis les Drs Freeland et Smith, pour une dame d'environ 25 ans, d'une bonne santé et d'une forte constitution, en travail de son accouchement et dans un état de danger imminent, bien qu'elle eût sa pleine connaissance, reçut de ses confrères les informations suivantes :

Appelé environ trente heures auparavant, M. Freeland la trouva dans la période préparatoire d'un travail actif qui, au bout de quelques heures, n'avait encore fait que peu de progrès ; elle réclamait avec instance le chloroforme qu'elle avait respiré dans son premier accouchement.

Après avoir attendu quelques heures, le travail n'ayant pas encore sensiblement avancé, on lui fit une saignée de 15 à 20 onces. Une potion anodine, contenant quarante gouttes de teinture d'opium, lui procura un peu de repos. A son réveil, elle se plaignit de douleurs dans l'abdomen et dans la région lombaire, et réclamait toujours le chloroforme ; le pouls, plein et fort, n'excédait pas 100 ; langue humide et nette, action utérine assez lente ; orifice utérin relâché, tête basse, bassin large ; aucun mauvais symptôme d'ailleurs.

Dans ces conditions, on crut pouvoir promettre une prochaine délivrance, et l'on fit prendre une décoction de seigle ergoté.

Mais l'accouchement ne se faisant pas, la malade insista pour avoir du chloroforme.

M. Smith, mandé à cet effet, posa, à son arrivée, sur une table en vue de la malade, un flacon contenant environ 2 onces de chloroforme ; et, pendant qu'il conférait avec son confrère sur ce qui s'était passé jusque-là, et sur ce qu'il y aurait à faire, *la patiente se fit donner le flacon et se mit à inhaler de temps en temps le liquide qu'il contenait, refusant absolument de le rendre.*

Quand les médecins lui représentaient qu'en agissant ainsi elle nuisait aux progrès du travail et exposait peut-être sa vie, elle leur répondait :

« *Maintenant mes douleurs sont tout à fait douces (quite comfortable), et je resterais sans peine douze heures dans cet état.* »

Malgré un examen attentif, ils ne s'aperçurent, d'abord, d'aucun changement dans l'action du cœur ni dans les forces vitales ; et comme il s'était opéré un relâchement favorable dans les organes, que le chloroforme avait été mis de côté, ils restaient convaincus que l'action de l'utérus, bientôt réveillée, triompherait des derniers obstacles.

Mais, peu après, les choses prirent un autre aspect ; et, lorsque M. Wolff intervint à son tour, il y avait absence de toute douleur, extrémités refroidies, sueur froide, pouls fréquent, respiration sifflante, regard sans expression ; en un mot, tous les phénomènes avant-coureurs de la mort.

Les frictions, les applications chaudes, les stimulants actifs, employés avant son arrivée, n'avaient pu dissiper ces accidents.

Bien que mourante, *elle était en pleine connaissance*, et, dès qu'il fut en sa présence, elle lui demanda avec anxiété de lui prendre son enfant et de la sauver.

La délivrer, en ce moment, était chose facile ; ce fut fait sur-le-champ ; l'enfant était mort ; elle-même, dix minutes après, n'était plus qu'un cadavre.

Nota. — Si cette observation est de nature à faire naître quelques doutes, elle ne peut pas cependant nous convaincre ; et en effet, si cette femme était morte par l'anesthésie, aurait-elle été *en pleine connaissance*, bien que mourante ? Il s'était donc écoulé un certain temps entre la cessation de l'administration du chloroforme et le moment de la mort, puisque la connaissance était revenue ; or, est-ce ainsi que les malades succombent par le chloroforme ?

Du reste, l'autopsie ne put pas être faite, et la cause de la mort resta ignorée.

OBSERVATION XVII.

Éclampsie ; chloroformisation. Succès.

(Observation communiquée par M. Charrier à M. le Dr Blot et insérée dans sa thèse, page 43.)

Salle Sainte-Marthe, n° 9.

M....., primipare, 13 ans et demi. Tempérament lymphatique; réglée à 11 ans, tous les mois, huit jours, assez abondamment.

La grossesse n'offre rien de particulier.

La malade ne peut nous donner aucun renseignement précis sur sa dernière époque.

18 novembre 1855, à cinq heures du soir. La malade se plaint de céphalalgie sus-orbitaire; son caractère a changé; toute la journée elle a chanté, elle a été agitée; quelques éblouissements; légère anxiété épigastrique; l'urine, expérimentée par la chaleur et l'acide nitrique, donne un cinquième d'albumine.

On la place au n° 9 de la salle Sainte-Marthe. — Bouteille d'eau de Sedlitz; potion avec poudre de digitale, 0 gr. 10.

La malade s'endort au moment de lui faire prendre un purgatif, à six heures un quart.

Six heures et demie. Au bout d'un quart d'heure, elle se réveille.

Embarras de la parole, puis les yeux deviennent fixes; accès d'éclampsie qui dure une minute; la tête s'était tournée à gauche; les oscillations des yeux ont eu lieu de droite à gauche; cyanose considérable de la face, spume sanguinolente, stertor, insensibilité complète qui dure cinq minutes; somnolence.

Au bout de vingt minutes, l'intelligence et la sensibilité reparurent; la malade parla distinctement; aucune douleur de l'abdomen.

En pratiquant le toucher, on trouve que le col est ouvert, d'une consistance normale et de la longueur de la première phalange.

Sept heures du soir. Lavement salé; ipéca, 1 gr. 50; émétique, 0 gr. 05.

Vomissements assez abondants mélangés de quelques aliments; garde-robes.

La malade parle très-distinctement; toutes les facultés intellectuelles sont rétablies.

Sept heures trois quarts. Nouvel accès sans prodrome. Mouvements saccadés des membres ; cyanose considérable ; la sensibilité revient au bout de dix minutes ; résolution complète pendant un quart d'heure ; agitation.

Huit heures. Légers mouvements des yeux; agitation des membres.

De huit heures une minute à huit heures cinq minutes, Inhalation de chloroforme ; résolution complète ; la respiration se régularise, devient facile, régulière.

Huit heures vingt minutes. Nouveaux prodromes; nouvelles inhalations. L'accès manque ; stertor qui dure une demi-minute. Sommeil paisible.

Le chloroforme est inhalé jusqu'à neuf heures moins le quart.

Neuf heures. Je suis obligé de m'absenter pour aller tamponner une femme qui avait une épistaxis considérable ; nouvel accès bien caractérisé ; un quart d'heure de coma ; la connaissance ne revient pas.

Dix heures un quart. (Quatrième accès.) Même accès; même durée que le précédent ; le col a diminué ; la tête est mobile, petite ; les battements de cœur à gauche, en avant. On ne peut pas avoir d'urine.

Dix heures trois quarts. Nouvel accès; même durée.

Onze heures vingt minutes. (Sixième accès.) Chloroformisation dès la trémulation de la face; l'accès avorte; stertor de deux minutes ; respiration calme, sommeil très-tranquille; le pouls se relève, régulier, 80 pulsations.

Onze heures quarante-huit minutes. (Septième accès.) Mêmes prodromes, même succès.

Le 19, douze heures vingt minutes. (Huitième accès.) Idem.

Douze heures quarante minutes. (Neuvième accès.) Mêmes prodromes, même chloroformisation ; la sensibilité revient ; les battements du cœur sont irréguliers.

Une heure trois quarts. (Dixième accès.) Mêmes prodromes, même arrêt de l'attaque.

Deux heures. (Onzième accès.) Mêmes prodromes. Idem.

Deux heures quinze minutes. (Douzième accès.) Mêmes prodromes. Idem.

Deux heures et demie. (Treizième accès.) Idem.

Deux heures cinquante minutes. (Quatorzième accès.) Nouvel accès. Idem.

Trois heures trois quarts. (Quinzième accès.) L'orifice utérin est dilaté ; la tête est basse ; on n'entend plus les battements du cœur ; dilatation de 10 à 12 lignes. Nouvel accès ; chloroformisation. Idem.

Quatre heures un quart. Rupture artificielle des membranes; liquide amniotique teint de méconium; le travail avance.

Quatre heures et demie. Dilatation complète; la tête franchit l'orifice.

(Seizième accès.) Nous n'avons plus de chloroforme; pendant qu'on est allé en chercher à la pharmacie, attaque bien caractérisée, une minute de durée; dix minutes de coma; agitation très-grande; quelques efforts d'expulsion; la tête est à la vulve; application du forceps.

Cinq heures. (Dix-septième accès.) Chloroformisation. L'accès avorte.

Six heures un quart. (Dix-huitième accès.) Idem.

Six heures trois quarts. (Dix-neuvième accès.) Idem.

La malade est toujours tenue sous l'influence anesthésique; le pouls est régulier; l'urine expérimentée donne un cinquième d'albumine.

Sept heures 52 minutes. (Vingtième accès.) Idem.

Huit heures. (Vingt et unième accès.) L'urine expérimentée donne huit dixièmes d'albumine; nouvelle chloroformisation; l'accès avorte; le pouls baisse. On cesse les inhalations pendant dix minutes; le pouls se relève; 90 pulsations, régulier.

Une heure cinquante-quatre minutes. Mouvements brusques des extrémités.

Vingt-deuxième accès. Chloroformisation; l'attaque avorte; congestion de face. — Sinapismes sur l'épigastre, sur les bras; glace sur la tête.

Quatre heures. La malade a été assez tranquille; quelques mouvements de la tête; chloroformisation; l'accès manque. La sensibilité est revenue; l'intelligence est nulle; le pouls est bon, à 80; l'urine contient encore huit dixièmes d'albumine.

Quatre heures quarante minutes. (Vingt-troisième accès.) Chloroformisation; succès.

Quatre heures cinquante minutes. (Vingt-quatrième accès.) Idem.

Teinte cyanique générale. — Frictions froides sur tout le corps, de deux heures en deux heures.

Le 20, huit heures du matin. L'urine ne contient plus qu'un tiers d'albumine.

Trois heures et demie du soir. La peau est chaude; le pouls a 130 pulsations. — Frictions froides d'heure en heure.

Onze heures du soir. La malade semble s'éveiller; elle essaye de se tourner dans son lit; elle ouvre les yeux quand on lui parle, mais ne répond pas.

Le 21, sept heures du matin. Elle entend et comprend. Pouls à 100. — Café, 115 grammes; frictions froides; deux bouillons froids.

Le 22. Elle reconnaît; l'infiltration a beaucoup diminué; la face est pâle; les paupières sont toujours un peu gonflées.

Dix heures. Grand bain; elle dort; pouls à 100.

Le 23. Grand bain qu'on lui donne trop chaud; la malade se plaint de céphalalgie; tintements d'oreille; on la recouche. Accès d'éclampsie, une demi-minute de durée; coma de cinq minutes; un septième d'albumine; la parole revient cinq minutes après. — Purgatifs.

Le 24, dix heures du matin. L'urine ne contient plus de traces d'albumine; la malade a été de mieux en mieux, et sortit très-bien portante le 10 décembre 1855. — 220 grammes de chloroforme ont été employés.

OBSERVATION XVIII.

Chloroforme contre l'éclampsie puerpérale, *Gazette médicale*, 1859, p. 134 (Dr Dupau.)

Une femme de 44 ans, primipare est au huitième mois de sa grossesse, prise d'éclampsie. Elle avait déjà eu cinq accès avant l'arrivée du médecin qui constate l'état suivant :

Décubitus dorsal, yeux fermés, face vultueuse, grimaçante; lèvres gonflées et mordues, dents grinçantes, écume à la bouche. Les poings ont fermés, le tronc roidi en opisthotonos; le pouls est filiforme (200). Respiration ronflante, insensibilité complète; contractions utérines faibles et rares. La tête est dans l'excavation, l'enfant est vivant.

Application du forceps; extraction d'un enfant vivant.

Trois heures après l'accouchement, la convulsion éclamptique conserve son caractère tonique. Mort par asphyxie imminente.

Première inhalation de choroforme pendant dix minutes. Le pouls tombe à 150 et devient plus fort.

A neuf heures trois quarts, nouvelle inhalation. Le malade est sensible, la face pâlit, le ronflement diminue. Puls, 130-140.

A dix heures un quart, nouvelle inhalation; jeu de la physionomie, l'écume disparaît, la respiration est régulière, un sommeil profond succède au ronflement stertoreux; la sensibilité est revenue (pouls. 115-130).

A onze heures et demie, les convulsions ont cessé. Le lendemain la femme va bien et ne conserve aucun souvenir de ce qui s'est passé. Le pouls est à 95, régulier et plein.

M. Dupau est persuadé que le chloroforme a fait cesser l'éclampsie.

OBSERVATION IX.

Observation d'éclampsie traitée par le chloroforme, publiée par M. Macario dans la *Revue médico-chirurgicale.*

Jeune femme de 22 ans, primipare, jambes et bras infiltrés depuis deux mois. Elle éprouve une frayeur subite et elle est prise aussitôt de coliques dans le bas-ventre qui durèrent trois jours. Elle ne sentit plus remuer. Cinq jours après, elle perd la vue, céphalalgie intense, pouls lent, à trois heures du soir, première attaque ; jusqu'à minuit, vingt attaques très-longues et très-violentes. La dilatation du col commence à se faire.

M. Macario fait alors respirer le chloroforme, accès moins longs et moins fréquents. On fait avorter les attaques en l'administrant dès le prélude de l'accès. Seulement la malade reste sans connaissance.

Le lendemain matin, à dix heures, l'orifice est dilaté. Application du forceps, extraction d'un enfant mort depuis plusieurs jours. Léger assoupissement après la délivrance. Les attaques ne reparurent plus. On avait administré de 25 à 38 gr. de chloroforme.

INDEX BIBLIOGRAPHIQUE

Travaux anglais.

SIMPSON'S. Obstetric Works (Edinburgh, 1856). Cet ouvrage contient toutes les publications de cet auteur, relatives à l'anesthésie obstétricale, depuis 1847 jusqu'en 1856.

SIMPSON. Découverte d'un nouvel agent anesthésique plus efficace que l'éther sulfurique. (Journal de Malgaigne, déc. 1847, p. 330.)

PROTHEROE SMITH. De l'application des inhalations éthérées aux accouchements, et principalement aux opérations obstétricales. (Lancet, mai 1847; Anal. Archiv., t. XIV, p. 375.)

SKEY. London med. Gaz., 1847, p. 312.

CUMMING. Chloroform in a case of puerperal convulsions. (abstract of the proceedings of the Obstetric Society of Edinburgh; 1848, session VII.)

MURPHY. Chloroform in the practice of midwifery. (Read at the Harveian Society; feb. 1848.)

GREAM. Remarks on the employment of anæsthetic agents in midwifery. (London, 1848.)

STALLARD. Practical observations one the administration and effects of chloroform especially in its applications in cases of natural labour. (London, 1848.)

MERRIMAN. Arguments against the indiscriminate of chloroform in midwifery. (London, 1848.)

PROTEROE SMITH. Scriptural autority for the mitigation of the pains of labour. (London, 1848.)

LANSDOWN. Lancet., janv. 1848.

PURCHELL. Lancet, janv. 1848.

HALL-DAVIS. Lancet, oct. 1848.

WITTLE. Fearn and Derby. — Bons effets du chloroforme

dans le delirium tremens et les convulsions puerpérales. (London med. Gaz., 1848 ; Arch. méd., t. XVIII, p. 476.)

MONTGOMERY. Objections to the indiscriminate administration of anæsthetic agents in midwifery. (Dublin quart. Journ. of med. science; 1849, t. VII.)

JOHN DENHAM. A report upon the use of chloroform in 56 cases of labour occurring in the Dublin Lying hospital (Dublin quart. Journ. of med. science, 1849, t. VIII, p. 107.)

NORRIS. Monthly Journ. of med. science, 1849, p. 767.

WALLER. Med. Times; 1849, t. XX, p. 375.

BEATTY. Dublin quart. Journ. of med. science, 1850.

MURPHY. Further observations on chloroform in the practice of midwifery. (London, 1850.)

RIGBY. De l'emploi du chloroforme. (Med. Times, 1850; Anal. Gaz. méd.; Paris, 1851, p. 101.)

BEATTY. Dublin med. Press, 1852; Anal. Gaz. med., Paris, 1852, p. 673.

SNAW. On chloroform in midwifery. (Association med. journ., juillet 1853.)

ROBERT LEE. Dublin med. Press, 1854, et Gaz. méd.; Paris, p. 573.

BEATTY. On inhalations of chloroform in the puerperal convulsions. (Dublin quart. Journ., 1854, t. XVII, p. 356.)

BLOXAM, MANNERS, SANKEY. Association med. journ. (1853 et 1854.)

MURPHY. Chloroform (its properties and safety in childbirth; London, 1855).

TYLER-SMITH. De l'amylène comme anesthésique dans les accouchements. (Lancet, 1857, p. 115.)

DUNCAN. On the use of chloroform in midwifery forceps operations. (Edinburgh med. Journ.; mars 1857, p. 796.)

FERWICK. Statistical inquiry in to the effects of chloroform. (In Med. Times and Gaz., 1857; Gaz. med., Paris, 1858 p. 534.)

SNOW. On anesthetics. (London, 1858.)

Robert Dyce. De l'influence du pouls dans ses rapports avec l'influence du cloroforme. (Med. Times and Gaz., 1857.)

Richardson. Du chloroforme en inhalations contre l'éclampsie puerpérale. (Gaz. hebd., 1859.)

Churchill. Transactions of the College of physicians in Ireland (1858, p. 206). Du chloroforme dans les convulsions puerpérales.

Heyer-Dall. On the use of chloroform in midwifery. (Dublin quart. Journ., 1859, t. XXVIII, p. 244.) — Obstetrical employment of chloroform. (Med. Times, t. I, p. 214; 1859.) — Use of chloroform in puerperal convulsions. (Dublin quart. Journ., XXIXe vol., p. 464; 1860.)

Pettigrew. Employment of chloroform in instrumental labour. (Med. Times, t. I; 1860.)

Kidd. Use of chloroform in midwifery. (Med. Times, t. I; 1860.)

Barker. On the of chloroform in midwifery practice. (Med. Times, t. I, p. 644; 1861.)

Kidd. Chloroform in ovariotomy and parturition. (Med. Times, t. I, p. 441; 1863.) — Employment of chloroform in midwifery. (Med. Times, t. II, p. 631; 1863.)

Beatty. On use of chloroform. (Dublin quart. Journ., p. 180; 1863) — Injections of chloroform into bladder. (Dublin, vol. XXXVII, p. 319; 1864.)

Edward Sinclair. Observations on administration of chloroform in midwifery practice. (Dublin quart. Journ., t. XXXVIII, p. 64; 1864.)

Murray. Chloroform in epilepsy. (Med. Times, vol. I, p. 357; 1865.)

Ernest Sansom. On chloroform, its action and administration. (London, 1865.)

Protheroe Smith. Gaz. méd.; Paris, 1867.

Isaac Brown. Mélanges anesthésiques. (Société harvéienne de Londres et Gaz. hebd., Paris, 1867.)

Travaux français.

VELPEAU. Séance de l'Académie des sciences du 1er février 1847.

FOURNIER-DESCHAMPS. Ether dans un cas d'application de forceps. (Gaz. des hôpit., 29 janv. 1847.)

P. DUBOIS. De l'application des inhalations de l'éther aux accouchements. (6 obs. Bull. de l'Acad. de méd., t. XII, p. 400; 1847.)

BOUVIER. De l'éther dans les accouchements. (Bull. de l'Acad. de méd., t. XII, 453; 1847.)

STOLTZ (de Strasbourg). De l'éthérisation appliquée à la pratique des accouchements. (Gaz. méd. Strasbourg, p. 105; 1847.)

VILLENEUVE. De l'éthérisation dans les accouchements. (Revue méd.-chirurg., p. 174; 1847.)

PAJOT. Des effets de l'inhalation des vapeurs d'éther. (Paris 1847.)

LONGET. Expériences relatives aux effets de de l'inhalation de l'éther sulfurique sur le système nerveux des animaux. (Arch. gén. de méd., t. XIII, p. 374; 1847.)

AMUSSAT. Expériences de l'éther sur les femelles pleines. (Acad. des sciences, 1847.)

J. ROUX (de Toulon). De l'éthérisme dans les accouchements. (Gaz. méd., p. 782 et 803, 1847.)

CHAILLY-HONORÉ. Des cas où les inspirations d'éther peuvent être employées dans l'art des accouchements, et de ceux qui se refusent à son usage. (Bull. gén. de thérapeut., 1847.)

Du même auteur. Eclampsie puerpérale : le chloroforme comme moyen préventif. (Union méd., 1853, p. 267.)

Du même auteur. De l'atténuation de la douleur dans les contractions pathologiques pendant une grande partie de l'accouchement. (Union méd.; Paris, 1850.)

BARRIER (de Lyon). Eclampsie guérie par le chloroforme. (Union méd.; Paris, 1848.)

Sédillot (de Strasbourg). De l'insensibilité produite par le chloroforme et par l'éther, et des opérations sans douleur. (Paris, 1848.)

Gros. Eclampsie guérie par le chloroforme. (Bull. gén. de thérapeut., 1849.)

Bouisson (de Montpellier). Traité de la méthode anesthésique appliquée à la chirurgie et aux différentes branches de l'art de guérir. (Paris, 1850.)

Bessems. Deux observations d'éclampsie guérie par le chloroforme avant le développement du travail. (Rev. méd.-chir., 1851, t. X.)

Thèses de la Faculté de Paris, 1851.

Baron, Boucard, Davau. Eclampsie puerpérale, son traitement. (Thèses inaugurales; Paris, 1853.)

Chassaignac. Recherches cliniques sur le chloroforme. (Paris, 1853.)

P. Broca. Les inhalations anesthésiques devant la Société de chirurgie. (Mém. de la Soc. de chir., et Gaz. hebd. de méd. et de chir., 1853.)

Ferrand. Ether et chloroforme. (Gaz. méd. de Lyon, 1853, n° 16.)

Danyau. Gaz. des hôp., 1854, p. 287.

Houzelot (de Meaux). De l'emploi du chloroforme dans l'accouchement naturel simple. (Mémoire présenté à la Société de chirurgie de Paris, 1854, t. IV, p. 153.)

Du même auteur. Lettre sur l'anesthésie obstétricale. (Gaz. hebd. de méd. et de chir., 1854, p. 405.)

Laborie. Rapport à la Société de chirurgie sur le mémoire de M. Houzelot. (Mém. de la Soc. de chir., 1854, t. IV, p. 202.)

A. Millet. De l'emploi du chloroforme dans le tétanos utérin. (Bull. gén. de thérapeut., t. XLVII, p. 422.)

Bouchacourt. Eclampsie traitée avec succès par le chloroforme. (Gaz. méd. de Lyon, 1850.)

Maunoury. Du chloroforme dans l'opération de la version. (Gaz. méd. de Lyon, 1855.)

Guède, Viger. Denis, Toutain, Colliac, Fremineau. (Anesthésie obstétricale; éclampsie traitée par le chloroforme.) Thèse inaugurales. (Paris. 1854-1857.)

STOLTZ (de Strasbourg). Application de l'amylène à l'obstétrique. (Gaz. des hôp., 1857.)

H. BLOT. De l'anesthésie appliquée à l'art des accouchements. (Thèse de concours pour l'agrégation en chirurgie; Paris, 1857.)

ROBERT. Leçons sur l'administration des anesthésiques, faites à l'Hôtel-Dieu de Paris; recueillies par Doumic. (Gaz. hebd. p. 767; 1859.)

DUPAU. Eclampsie puerpérale jugulée par l'inhalation du chloroforme. (Journ. méd. de Toulouse, 1859.)

LIÉGARD (de Caen). De l'éclampsie puerpérale et de son traitement. (Bull. de thérapeut., t. LIX, p. 380; 1860.)

PERRIN et DUROY. Du rôle de l'alcool et des anesthésiques. (Paris, 1860.)

JEAUCOURT. Mémoire sur l'emploi vulgarisé du chloroforme dans les accouchements, 1860.

BERCHON. Emploi méthodique des anesthésiques. (Vic. Masson, 1861.)

PERRIN et LALLEMAND. Traité d'anesthésie chirurgicale. (Paris, 1863.)

CHÉDEVERGNE. De l'emploi du chloroforme comme moyen de rendre la version possible dans les cas de rétraction tétanique de l'utérus. (Bull. de thérapeut., t. LXIV; 1863.)

COURTY. Chloroformisation en Angleterre. (Gaz. hebd., 1863.)

DEPAUL. Dict. encyclop. des sciences médicales, t. I, article *Accouchement*. Paris, 1866.

PAJOT. Dict. encyclop. des sciences médicales, t. IV, article *Anesthésie obstétricale*; 1866.

JOULIN. Traité d'accouchements; Paris, 1866.

CAZEAUX. Traité d'accouchements, revu et annoté par J. Tarnier; Paris, 1867.

Travaux allemands.

GRENSER. Ueber Æther-Einathmungen waehrend der Geburt. (Des inhalations d'éther pendant l'accouchement.) Leipzig, 1847.

HAMMER. Die Anwendung des Schwefelaethers im allgemeinen und insbesondere bei Geburten. [De l'emploi de l'éther en général et dans les accouchements en particulier.] (Manheim, 1847.)

ZIEHL. Med. correspondenzblatt Bayer Ærzte, 6 mars 1847.

HALLA. Prayer Med. Zeit., 4ter Jahrgang, t. III.

SIEBOLD. Voalaeufige Nachricht ueber die Einathmungen des Schwefelaethers in der geburtshuelflichen Praxis. [Note sur l'emploi des inhalations d'éther dans la pratique des accouchements.] (Neue Zeitschrift f. Geburtskunde, t. XXII, p. 317; 1847.)

Idem. Weitere Mittheilungen ueber die Anwendung des Schwefelaethers in der geburtshuelflichen Praxis. [Nouvelle note sur l'application de l'éther sulfurique à la pratique obstétricale.] (Neue Zeitschrift f. Geburtskunde, t. XXIV; 1848.)

MARTIN (d'Iéna). Ueber die Kuenstliche Anaesthesie bei Geburten durch Chloroformdaempfe. (De l'anesthésie artificielle dans les accouchements à l'aide des vapeurs de chloroforme.) 1848.

KRIEGER. Verhandlungen der Gesellschaft fuer Geburtshuelfe in Berlin (3ter Jahrgang, p. 228).

KOFMANN. Walter und Ammon's Journ., t. IX; 1849.

KILIAN. Die Wirkungen des Schwefelaethers aus den uterus. (Neue Zeitschrift f. Geburtskunde, t. XXVI; 1849.)

HELFFT. Ueber die anwendung des chloroforms in der Geburtshuelfe, hauptsaechlich in Betreff seines Einflusses aus die Muskelthaetigkeit bei der Geburt, nebst Versuchen an Thieren. [Sur l'emploi du chloroforme dans les accouchements, surtout au point de vue de son influence sur l'activité musculaire pendant le travail, avec des expériences sur les animaux.] (Neue Zeitschrift f. Geburtskunde, t. XXVIII, p. 44; 1850.)

Hueter. Beobachtungen ueber die Wirkungen des chloroforms bei Geburtshuelflichen operationen. [Observations sur l'action du chloroforme dans les opérations obstétricales.] (Neue Zeitschrift f. Geburtskunde, t. XXXVII, p. 321; 1850.)

Harnier (de Cassel). Ueber die Anwendung des Chloroforms in der geburtshuelfe (De l'emploi du chloroforme dans les accouchements.) Neue Zeitschrift f. Geburtskunde, t. XXXIII. p. 36; 1851.

Idem. Neue Zeitschrift f. Geburtskunde, t. XXXIII, p. 1; 1852. (Opération césarienne avec emploi du chloroforme, suivie de succès pour la mère et l'enfant.)

Vogler. Ueber die Anwendung des Chloroforms in der Geburtshuelfe. — Neue Zeitschrift f. Geburtskunde, t. XXXIII, p. 145; 1852. (De l'application du chloroforme dans les accouchements.)

Kaufmann. Die neuere in London gebraeuchliche Art der Anwendung des Chloroforms waehrend der Geburt. (Procédé moderne suivi à Londres pour l'administration du chloroforme pendant le travail de l'accouchement.) 1853.

Crédé. Klinische Vortraege. (Constatt's Jahresbericht, 1854.)

Krieger. Verhandlunger der Gesellschaft. f. Geburtshuelfe in Berlin (8ter Jarhgang, 1855).

Konitz. Wiener Wochenblatt der Zeitschrift der Gesellschaft der Aerzte, p. 33; 1855.

Scanzoni. Ueber die Anwendung der Anaesthetica in der geburtshuelflichen Praxis. (Beitraege zur Geburtskunde und Gynaekologie, t. II, 1855. (De l'emploi des moyens anesthésiques dans la pratique obstétricale.)

Spiegelberg. Vorlesungen ueber die Anwendung des Chloroforms in der Geburtshuelfe. — Deutsche Klinik, 1856. (Leçons sur l'emploi du chloroforme en obstétrique.)

Braun. Lehrbuch der Geburtshuelfe (Wien, 1857, p. 505), und Klinik der Geburtshuelfe und Gynaekologie; von Chiari und Spaeth, 1852.

Geissler-Schmidt. (Jahrbuch, 107-108; 1860.) Rascher Tod nach eine fast normalen Entbindung und nach Anwendung des Chloroforms.

Busch-Schmidt. (Jahrbuch, 101-102, 1859; p. 40-42.) Ueber die Anwendung des chloroforms.

Schildlart-Schmids. (103-104, 1859.) Chlorof. gegen puerperal Eclampsie. (Geburstoperat., p. 31.)

Sichel-Schmids. (111–112, 1861; p. 31.) Ueber den werth der Anesttesie in der Geburtshuelfe.

Sichel-Schmids. (127-128, 1865; p. 178.) Anwendung der Chlorof. und die Wehenthatigkeit.

Autres travaux étrangers

Channing. Treatise on etherisation in childbirth (Boston, 1848).

Salvolini. De l'emploi du chloroforme dans le travail de l'accouchement (*Gaz. med ital.*, Stati Sardi, 1852).

Elliot. New-York, *Med. journ.*, 1852).

Capdevila. Du chloroforme dans les accouchements (*Cronica de los hospitales*, 1853).

TABLE DES MATIÈRES

PREMIÈRE PARTIE.

De l'emploi du chloroforme dans les accouchements simples.

DEUXIÈME PARTIE.

TROISIÈME PARTIE.

FIN DE LA TABLE.

A. Parent, imprimeur de la Faculté de Médecine, rue M.-le-Prince, 31.

www.ingramcontent.com/pod-product-compliance
Ingram Content Group UK Ltd.
Pitfield, Milton Keynes, MK11 3LW, UK
UKHW012040240726
13965UKWH00003B/941